面向多人机差异场景的
肌电步态识别影响研究及应用

The Impact Research and Application of EMG Gait Recognition

for Mult Human-Machine Variation Scene

| 张贤富　著 |

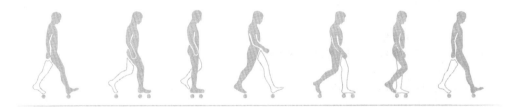

C'S K 湖南科学技术出版社 · 长沙

图书在版编目（ＣＩＰ）数据

面向多人机差异场景的肌电步态识别影响研究及应用/张贤富
著. — 长沙 ：湖南科学技术出版社，2023.11
ISBN 978-7-5710-2247-1

Ⅰ．①面… Ⅱ．①张… Ⅲ．①肌电－人体生理学－研究
Ⅳ．①R337.5

中国国家版本馆 CIP 数据核字(2023)第 099027 号

MIANXIANG DUORENJI CHAYI CHANGJING DE JIDIAN BUTAI SHIBIE YINGXIANG
YANJIU JI YINGYONG

面向多人机差异场景的肌电步态识别影响研究及应用

著　　者：张贤富
出 版 人：潘晓山
责任编辑：王　李
出版发行：湖南科学技术出版社
社　　址：长沙市芙蓉中路一段 416 号泊富国际金融中心
网　　址：http://www.hnstp.com
湖南科学技术出版社天猫旗舰店网址：
　　　　　http://hnkjcbs.tmall.com
邮购联系：0731-84375808
印　　刷：湖南省汇昌印务有限公司
　　　　（印装质量问题请直接与本厂联系）
厂　　址：长沙市望城区丁字湾街道兴城社区
邮　　编：410299
版　　次：2023 年 11 月第 1 版
印　　次：2023 年 11 月第 1 次印刷
开　　本：710mm×1000mm　1/16
印　　张：10
字　　数：138 千字
书　　号：ISBN 978-7-5710-2247-1
定　　价：68.00 元

前　言

准确的步态识别和步态规划是下肢外骨骼和人体假肢实现功能的前提和基础，是其实现人机运动协同的先决条件和重要保障。

下肢外骨骼和人体假肢为中风患者和下肢偏瘫患者的生活带来极大的方便，特别是在提高他们的平路步行稳定性，减少其运动过程中的能量消耗等方面成效尤为显著。随着研究深入，下肢外骨骼逐渐向更加智能和人机协同方向发展，这要求在下肢外骨骼使用过程中准确检测穿戴者的运动意图和步态信息，并根据实时步态信息来调整下肢外骨骼的控制信号输入，以增强人机运动协同能力来提高下肢外骨骼的助行、康复效果。因此，准确的步态相位识别至关重要。

现有步态研究多从算法和传感器两方面着手。就肌电步态识别而言，当前研究的主要思路为：通过数据采集、有效的数据预处理、特征向量的合理提取，以及算法优化等方法来提高步态识别。虽然这些方法在实验室条件下能获得理想步态识别效果，但在实时环境中，步态识别效果却并不令人鼓舞。实际上，在临床环境中存在着诸多变量，如个体差异、人机差异等，具体而言，这些变量包括不同人体生理机构所具有的个体差异，即使同一个体在不同负重、负重方式、速度、路面路况、疲劳等人机差异场景下，也存在生理状态差异、运动模式差异，以及力学特征差异等；本书的主要目标就是研究这些人机差异是否会对步态识别产生显著的影响，探索在这些人机差异层面上提高步态识别率的方法，并在此研究的基础上进行实时步态识别系统开发，以及该系统在下肢外骨骼中的运用实践。

本书主要的研究工作包括以下几个方面：

（1）通过文献研究和相关的理论学习，梳理并掌握关于步态识别的前沿理论，围绕步态相位识别，了解下肢关节及自由度，根据步态周期内下肢肌肉的作用，优选目标肌肉，用于肌电信号采集。结合肌电信号产生机制，为后续的多人机差异环境的步态识别研究和实时步态识别系统开发打下基础。

（2）通过具体实验，详细探索了负重差异和负重方式差异对步态识别的影响研究。在临床环境中，下肢外骨骼面对的环境变量不少，本书挑选 4 个比较常见变量（负重差异、负重方式差异、速度差异、坡度差异）进行实验。选用重叠分析窗以及和均方根（RMS）、积分肌电值（iEMG）两种特征，并采用了 BP 神经网络（BPNN）、支持向量机（SVM）、K 临近值（KNN）等传统的分类方法进行分类，将分类结果用单变量多因素方差分析（univariate multivariate analysis of variance）进行数据分析，并讨论负重、负重方式、速度等变量对步态识别的影响。

（3）通过实验，研究如何利用卷积神经网络（CNN）的自动特征提取来代替 RMS、iEMG 等手动特征提取（手动特征提取容易丢失特征，而自动特征提取不会）。本文尝试了将肌电信号转化成肌电图像，然后借助 CNN 在图像处理的优势，以及不用丢失特征的自动特征提取方法，以此来考察用 CNN 处理稀疏肌电信号的可能性。通过实验，证明只需将稀疏肌电信号转化为二维灰度图像，用 CNN 同样可以获得理想的分类成绩。

（4）研发面向多人机差异场景的实时步态识别系统，从实践的角度来探讨实现实时步态识别的方法。在开发该系统中，本书将实时环境中的人机差异归纳为 4 个方面，即：速度（3 km/h、5 km/h、7 km/h），负重（10%、20%、30%体重），负重方式［背包（backpack），跨肩（cross-shoulder），直肩（straight-shoulder）］，坡度（−15°、0°、15°）。这些变量都可以自由组合成实时环境中的人机变量，以此进行实时步态相位识别。

（5）将实时步态识别系统拓展应用于一个肌电下肢外骨骼原型，进行关节角度预测和控制实验。用压力信号和关节角度信号作为参考，来标注步态相位和关节角度，以不同腿和相同腿两种肌电信号（相对于装备下肢外骨骼原型的腿而言）来进行膝关节和髋关节的关节角度预测，以此证明实时步态识别系统在下肢外骨骼中的有效性。

本书作者梧州学院张贤富在写作过程中，参考了大量的文献和资料，在此向各位深表谢意。同时，由于水平限制，疏漏和缺陷在所难免，希望读者批评和同行赐教。

著　者

2023 年 6 月

目　录

第 1 章 绪 论

1.1 课题研究背景和意义

准确的步态识别至关重要，是下肢外骨骼和人体假肢实现人机运动协同的先决条件和重要保障[1-2]。下肢外骨骼和人体假肢为中风患者和下肢偏瘫患者的生活带来极大的方便，特别是在提高他们的平路步行稳定性，减少其运动过程中的能量消耗等方面成效尤为显著[3]。随着研究深入，下肢外骨骼向更智能和人机协同方向发展，这就需要根据实时步态信息调整下肢外骨骼的控制信号输入，提高人机运动协同能力来提高康复效果[4-5]。

虽然不同公司、研究机构的下肢外骨骼特点迥异（如不同的结构、控制源、动力学特征等），但是基本的研制思路和原理都一致。下肢外骨骼就是通过传感器识别人体运动状态和运动意图，并对此进行机械反馈，即：将人的运动指令（运动意图）变成下肢关节处的动力装置（电机、液压、气动等）的输出力，从而驱动关节摆动实现自然行走。无论是助力还是助行下肢外骨骼，要使人体穿戴后运动自然，就得使外骨骼和人体协调一致，并且拥有近乎相同的自由度和运动形式，因此，研究人体的步态是下肢外骨骼控制的前提和基础。

步态识别研究和应用的重要性与市场对下肢外骨骼的需求一致的。市场对下肢外骨骼的容量越大，需求越旺盛，则对步态识别研究的需求越强烈、越紧迫。

当前,外骨骼被广泛运用在军事领域、制造工业领域以及医疗康复领域。

(1)在军事领域,外骨骼主要用于扩充或增强一个人的生理功能,为士兵提供更多的保护,具体体现为:增能减负,提高士兵的携带能力,以及通过给外骨骼上加装相应的传感器,增强士兵对战场的感知等。

(2)在制造工业领域,外骨骼的运用和在军事领域相似,多用来帮助制造业工人更有效地避免伤害,更加高效地适应高强度、高机械化作业生产,这在面向工程施工、危险救助、制造加工、负重搬运、重复累伤等方面前景更为广阔。美国劳工统计局(Bureau of Labor Statistics)数据显示[6],在美国制造业,由于重复、压迫性损伤所引起的损失每年就不下 200 亿美元。

(3)在医疗康复领域,外骨骼主要用于辅助残疾人、老年人以及上下肢无力患者、偏瘫患者完成正常的肢体动作,以实现其生活正常化,并起到康复治疗的作用,同时这也大量减少了对康复治疗专家的占用,不但使前后康复训练动作一致,还能方便对治疗历程的记录,使病情回顾、对比分析更简单。

对康复而言,康复外骨骼作为针对这种特殊人群的"可穿戴设备",在突破相关的应用技术瓶颈后,其市场潜力巨大,未来几年外骨骼产业的增长速度甚至会超过整个医用机器人的增长速度。

根据美国瘫痪协会统计,2013 年美国瘫痪患者超过 27 万人,外骨骼的市场空间高达 189 亿美元。美国退伍军人事务部于美国时间 2015 年 12 月 17 日发布:将为老兵提供 Rewalk 外骨骼评估,让符合该外骨骼设备治疗的脊髓损伤士兵能够接受康复训练,并得到 Rewalk 康复设备。美国军方对外骨骼康复设备的权威认可将使其在该领域的前景更为广阔。在我国,残疾人中有下肢运动功能障碍(包括脑瘫、偏瘫、截瘫)的就多达 1 500 万人,再加上因年老导致具有行动障碍的老人将近

4 000万人，以及每年新增加的2 000万运动功能障碍患者，保守估计外骨骼在该领域的市场潜力高达180亿元[7]。而我们国家的助残、康复机构却十分缺乏，据2017年中国残疾人事业发展统计公报（残联发〔2018〕24号），截至2017年底，全国已有残疾人康复机构8 334个，其中，提供肢体残疾康复服务的机构仅为3 088个。国家卫生健康委员会（简称卫健委）在原9项医疗康复基础上增加了"康复综合评定""手功能评定"等20项医保支付①，但这远远达不到社会需求。再则，随着人口老龄化，对外骨骼的需求也更为旺盛。现在全世界60岁以上的老年人将近7亿人，到2050年，这一数字将急剧上升到20亿人。就中国而言，2017年，60周岁以上的老年人达2.4亿人，到2025年，老年人口将超过3亿人，成为超老年型国家，到2050年，我国的老年人总数将达到4.87亿人，约占中国人口总数的三分之一。肢体残疾人群与具有行动障碍的老人叠加，数量庞大，亟须开发下肢外骨骼等扶老、助残产品，帮助老年人和残疾人恢复手、脚等正常功能，使其实现生活自理和行动自由[8-9]。因此，加强步态识别的研究和临床应用，推动下肢外骨骼发展，就显得格外急迫。

目前，在面向下肢外骨骼的步态识别研究中，许多学者选用大量的离线肌电信号来作为下肢外骨骼控制模型的训练数据，然后进行在线步态识别来建立控制和反馈[10]，但离线表面肌电信号（sEMG）是一种静态数据，而下肢外骨骼的使用者所面临的是一个动态的环境，用静态数据训练的外骨骼控制器是否能很好地符合变化的外部环境，这是专家学者们一直努力的重点。

众所周知，在实验室进行的步态识别实验都是在特定条件下完成，通过完整的步态数据收集、有效的前期处理、合理的特征提取以及最优的算法等，可以实现高达95%的步态识别准确率，但是在实际临床运用

---

①《关于新增部分医疗康复项目纳入基本医疗保障支付范围的通知》（人社部发〔2016〕23号）。

中，却存在着个体、人机差异等对步态识别产生显著影响的因素。如：①不同人体生理机构具有个体差异，如果以某一个个体的步态数据训练的分类模型，来分类其他个体的步态时，其识别率会有显著差异；②即使同一个体在不同运动场景下也存在生理状态、运动模式的差别，以及生理、力学特征存差异等，因此，基于同一个患者的步态数据训练的模型，在运用到跨时间步态识别时，其识别率也会有显著差异，甚至还需要重新训练；③不同肌肉收缩对应不同的肢体动作和不同特征的肌电信号，这些都对步态识别产生显著的影响。更为重要的是，一些不可忽视的，并且在实验室条件下很少出现的实时人机差异却是实时环境中不可忽略的变量，如不同的下肢位置[11-12]、sEMG 信号的不稳定性[13]、电极滑动[14]等。除此之外，还有负重重量方式的变化，路面路况的不同，速度的差异，疲劳的变化等实时人机差异。研究这些实时人机差异是否会导致步态识别精度出现较大的波动，以及这些波动是否会导致基于肌电信号的下肢外骨骼控制系统不能正常工作，同时探索一些在变量层面上提高步态识别的有效方法，这对下肢外骨骼的临床运用和改进具有重要的作用，对于促进运动医学、康复医学的发展，具有重要的研究意义及应用价值。

1.2 步态识别研究综述

1.2.1 步态识别的应用

步态是指用来描述人和动物步行特点，以及在行走过程中所形成的周期性现象，步态分析则是通过设备、传感等辅助器材来分析人和动物的姿态和运动能力。目前，步态分析主要运用在生物特征识别和医疗康复等领域。

（1）生物特征识别：由于每个个体的步态特征都有差异，因此，用步态来进行生物特征识别被广泛运用在公安刑侦、安防、商业人流分析，以及智慧交通等领域。人体的步态特征与包括骨骼长短、肌肉力量以及关节的韧性等24步态特征参数[15]，这些步态特征可以归类为时空特征、运动特征和动力学特征：①时空特征，包括步长、步速、步态周期时长以及时间百分比等，如James J. Little等[16]从多个视角中分析人体的静态步态参数，从而实现人体身份识别。②运动特征，包括髋关节、膝关节、踝关节，以及大腿关节、躯干关节等角度等。③动力学特征，包括在人体运动过程中肌肉力、能量等方面的特征等。当测量这些特征来作人体身份识别时，只需将人体运动视频数据传入系统，然后计算机通过步态识别算法进行匹配，最终实现人体识别。

和其他识别方法相比，用步态识别进行的生物特征识别具有更加突出的优势，如步态不容易伪装，不同人的体型、骨骼、肌肉力量、运动学和动力学参数都有明显的差异。其次，步态识别可以远距离、非接触，只要能看清走路姿势即可，而且不需要被识别人的配合[17]，且步态识别操作简单，仅需一台摄像机即可。

（2）医疗康复领域：除了生物特征识别外，步态识别的另一个重要运用领域就是康复领域。通过分析患者步态特征来诊断脑瘫、神经肌肉病患者的病症，分析老人由于肌肉力量减弱而导致的步态恶化，找出其步态参数，以此研究为他们提供防摔措施[18]，合理的步态矫正方案，科学的步态康复标准，并评估其恢复状态。如通过系统分析帕金森病患者的步态特征，可以预测一个人是否有轻微的帕金森症状，并提供预防措施，从而使其得到提前治疗[19]，甚至还能运用步态分析的相关技术进行骨骼结构修正等。如荷兰Twente大学开发的LOPES（Lower Extremity Powered Exoskeleton）康复系统（图1-1A），以及韩国西江大学开发的康复系统（图1-1B），都是通过步态分析、步态矫正等途径来帮助有行走障碍的患者实现生活正常化。

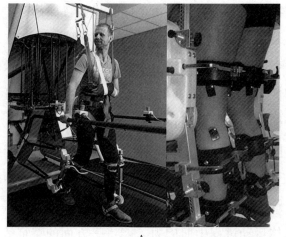

A

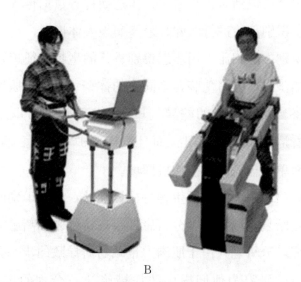

B

图 1-1　荷兰和韩国高校的康复系统

步态识别在医疗康复领域的另一个重大运用就是在外骨骼领域，通过步态识别和步态规划，发展康复下肢外骨骼和助行下肢外骨骼，如日本的 HAL 下肢外骨骼（图 1-2），通过肌电（EMG）识别穿戴者运动意图，并融合角度/加速度、地面反作用力等信息来检测人体所处的步态信息，计算人体下一步运动所需要的力矩，驱动下肢外骨骼做相应的运动，从而实现对人体运动辅助和控制[20]。

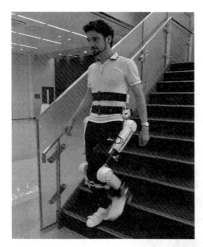
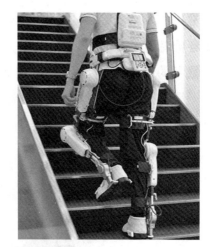

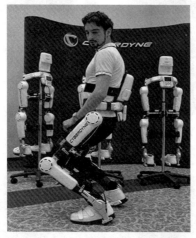

图1-2 HAL下肢外骨骼

　　以色列的ReWalk Robotics公司推出的Rewalk下肢外骨骼的个人版（图1-3A），选用主动控制、人体跟随模式[21]，其关节中集成马达和传感器来采集人体运动和步态信息，同时背包内置陀螺仪传感器以检测穿戴者的运动意图，将这些信息传入控制系统后，系统经过分析做出步态指令，指导膝关节、髋关节的电机工作，完成提腿、前伸、落地等一系列连续动作，如此往复实现穿戴者的连续运动，帮助穿戴者实现平路行走、坐下、站立，甚至上、下楼梯等日常动作。

　　美国Ekso可穿戴下肢外骨骼（图1-3B），两条腿与集成了电池和控制电脑的躯干相连，躯干置于人的后背中心。Ekso共有4种模式，最常用的"站立"和"行走"模式的控制由按钮来实现，通过传感器感知穿戴者髋关节前、后，左、右移动的关节力矩，以及重心变化来判断穿戴者的运动意图，启动分层有限状态机来实现不同运动步态的切换[22]，并通过拐杖上的力传感器来确定穿戴者所处状态的稳定、安全，以及体重支持，未来他们还会加入可变的辅助力来对 Ekso 优化。

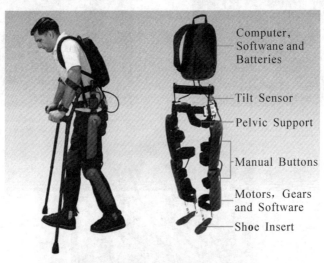

A

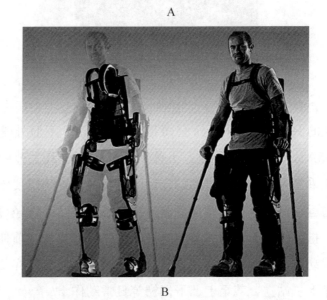

B

图 1-3　ReWalk 和 Ekso exoskeleton 下肢外骨骼

美国范德堡大学和派克汉尼汾公司研制的 Indego 动力下肢外骨骼

（图 1-4）已经获得美国食品药品监督管理局（FDA）和欧洲联盟商品符合性认证（CE 认证）。Indego 动力下肢外骨骼运用陀螺仪等感应器来监测穿戴者的运动姿态，并帮助维持身体平衡，同时，Indego 会检测穿戴者的肌肉力水平，并自动调节机械腿辅助力度大小。Indego 运动意图的判断与 ReWalk 和 Ekso 有较大的区别，主要基于穿戴者压力中心（center of pressure，CoP）与靠前一侧踝关节之间的距离（身体的前、后倾会导致 CoP 的变化，以及 CoP 与踝关节之间距离的变化[23]）。Indego 自带的蓝牙和 Wi-Fi 功能不但方便使用应用程序来反馈穿戴者步长、步速、步态对称性等步态信息，还能让医生实现远程跟踪和控制。

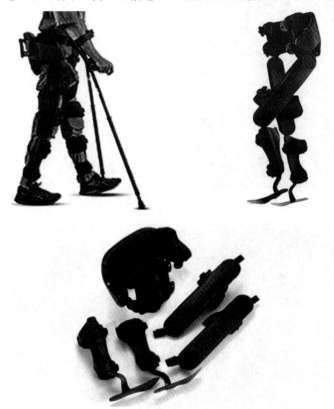

图 1-4　Indego 下肢外骨骼

在中国，上海傅利叶智能科技有限公司自主研发的 Fourier X1 和 Fourier X2 下肢外骨骼也取得了很大的成就（图 1-5）。Fourier X1 的技术核心是力反馈，即：通过 Fourier X1 的下肢关节和脚底的 19 个传感器感知穿戴者的脑电、肌电、肌肉力、步态信息和运动意图，通过智能化的分析系统进行数据分析，再传递运动指令给运动单元，实现人坐、站、行走和上下楼梯等 4 个运动。Fourier X2 相较于 Fourier X1，不但整体重量减轻了 35%，且人机交互能力得到进一步加强。同时，Fourier X2 也可以作为一个开放平台来配置多个外接设备，例如：通过装置 AR 眼镜，脑电信号采集设备可以实现用脑电信号控制 Fourier X2 下肢外骨骼。

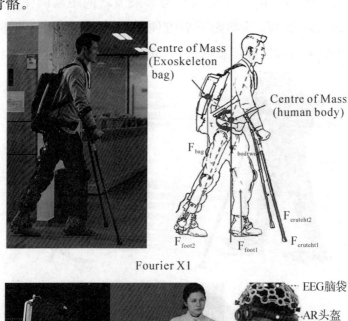

Fourier X1

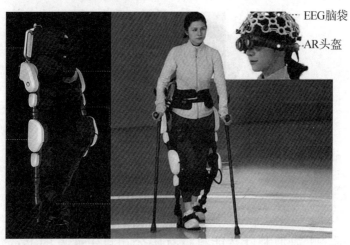

Fourier X2

图 1-5　傅里叶公司 X 系列助行下肢外骨骼

电子科技大学机器人研究中心于2016年9月正式发布的"AIDER"下肢外骨骼是典型的生-机-电一体化系统（图1-6）。该系统主要由大、小腿关节连杆，智能感应鞋，拐杖以及腰部盒子构成，通过传感器（EEG/EMG/IMU）感知穿戴者运动意图（如站立、坐下或者行走）和步态信息，并将其传递给计算机，通过控制模块传达命令，从而实现电驱关节、机械连杆、智能鞋、腰部支撑及绑缚附件高效运转，借助人工智能和多传感器融合自然交互技术，以及拟人化的步态规划，使穿戴者能较为自然地完成起立、坐下、平路行走以及上、下楼梯等日常活动。

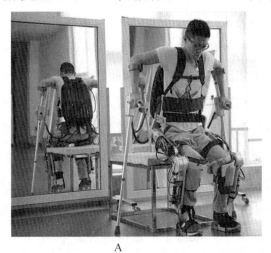

A

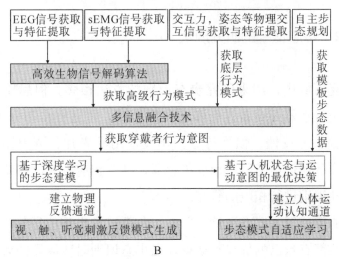

B

图1-6 电子科技大学 AIDER 下肢外骨骼

和其他下肢外骨骼相比，AIDER 在步态自适应和多模意图感知方面有独到的创新。①提出步态自动的人机适配策略，建立下肢外骨骼自适应结构，并改良弹簧阻尼模型，从而实现对多种人体和不同步态的自适应配置（图 1 - 6B）。②提出基于生理信号［脑电（EEG）、肌电（EMG）］和物理信号（力和姿态）信号融合的"生-机"结合的传感系统，并结合视、听和触觉反馈，实现多模态的人体运动意图感知和姿态识别。

除此之外，浙江大学研制的下肢助力外骨骼也取得较大的成绩，运用自适应神经网络技术（ANFIS），能学习人体的步态特征和运动模式；东北大学研制的下肢康复系统，依据大脑神经可塑性原理和康复运动疗法，模拟正常人的走路姿势，通过对刺激腿、脚等部位的运动神经来恢复行走能力；哈尔滨工业大学通过模拟人体的正常步态和关节姿态，通过重心控制下肢外骨骼系统带动穿戴者下肢进行康复训练。中科院常州先进制造技术研发与产业化中心、合肥智能机械研究所、清华大学、北京理工大学、哈尔滨工程大学、上海交通大学、南京理工大学等高校和研究所都在步态识别研究方面投入了大量的经历，并将步态研究成果运用到下肢外骨骼研究中，取得了一定得进展。

1.2.2　步态识别的研究现状

在康复领域中，用来研究步态识别的方法很多，但思路都是一致的，即运用传感器等设备进行步态参数检测，再进行步态分析和识别。即：从视觉、力反馈、惯性等方面出发，用反光片、测力器、加速度计、陀螺仪、惯性传感器、角度传感器，结合相应的算法围绕步态相位和步态事件识别进行相应的研究。

常用的传感器主要有视觉、压力、角度以及生理信号等四大类，每一种分类器都有自己的优势和缺点，在步态识别时所取得的效果也有较大的差异。

1.2.2.1　基于视觉传感器的步态识别

视觉传感器在步态识别中运用得比较广泛，其基本途径为：用运动捕捉摄像机、Kinect 传感器等视觉传感器进行步态识别用以临床病理分析，该技术通过对人体步行过程中各个关节位置的捕捉、关节运动轨迹的生成，以及关节角度变化的对比来分析步态特征和变化。技术比较可靠，即使在没有人体部位标记时也可以实现运动步态分析。

总体而言，运用运动捕捉摄像机进行步态识别有 2D 和 3D 两种模式。①置于平行于被测人体平面的单个摄像机，通常被用来获取人体的二维运动数据，如 Chiraz Ben Abdelkader 等[24]通过低分辨率视频来建立基于被试步长、节奏、相关步态参数的函数模型，从而实现人体生物特征识别。Jia Ning 等[25]通过将特征优化与卷积神经网络的表征相结合，使用视图不变特征选择器进一步改进，从而实现视图之间的高匹配精度。但是这种方法也有自己的局限，那就是人体经常运动到照相机的视野外，导致实验失败重做，所以，在做这类实验时，学术界经常用跑步机来限制人体的运动区域，避免这种问题[26]。②学术界也常用多个相机来捕捉人体的三维数据，将这些相机放置在不同的方向，保证时刻都有最少两个相机来同时获取待测人体的数据，有时还可以采用标记来辅助实现骨骼点捕捉。但是多相机常出现由于视角和焦距导致的捕捉面积受限。

现在学术界比较主流的是用 Kinect 传感器等光电设备，即：使用相机和深度传感器阵进行三维骨骼点重建来进行步态分析。光电系统通过将标记发射的光信号（或者标记反射的光信号）转化成电信号，用来构建步态模型。虽然该系统能够测量 50～1 000 Hz 的变化范围，但在面对快速行走人体却没有表现出足够优异的准确性。Chien-Ju Lin 等[27]为了探讨在水平与斜坡行走时，下肢关节和人体压力中心的步态参数差异，让被试在 5°斜面和水平路面（水平步行周期被分成支撑相位和摆动相位）行走。并基于 Helen Hays 标记集，将 19 个回复反射标记（发光体）固定在静态站立的被试者腿部解剖标志上，其中 15 个发光标记被用于运动数据收集，并用一个含有 6 个摄像头，采样频率为 60 Hz 的 EVa RT 系统分析被试三维轨迹数据，发现：①坡体高度的增加并没有改变压力中心的运动轨迹。②在水平和斜坡侧行走时，左脚踝关节的形态与右脚踝有显著差异。

1.2.2.2 基于压力传感器的步态识别

在步态识别研究中，采用压力传感器也是一种常规的方法，基于压力传感器的压力毯和压力鞋垫是两种常用的步态参数检测设备。步态垫和压力垫是一种内嵌压力传感器的特殊地毯，且垫的几何形状可以自由设定，该垫能够测出脚的地面反作用力（GRF）、步幅（stride）、步长（stride length）和压力分布（pressure distribution）[28-29]，但是，由于传感器的尺寸较小，因此影响了系统的分辨率。另一种设备就是压力鞋（force shoes），即：将压力传感器（如力敏电阻器 FSR）置于鞋底，用以测量足底压力分布[30-31]。Iván González 等[32] 提出了一种基于无线压力传感鞋垫的步态相位连续监测系统，成功检测出步态的各个阶段，以及转弯、向后行走、侧向行走等低级活动；Paola Catalfamo 等[33] 研制了一套 F-Scan 移动压力测试系统，并在步态事件检测中显示出了良好的检测精度。虽然压力鞋可以提供比较可靠的数据，但是 FSR 传感器在在测量人体的关节力矩方面却无能为力，因此，压力鞋需要和其他传感器联合才能更准确地描述人体姿态和步态。Kyoungchul Kong 等[34] 注意到了步态相位识别的复杂性，以及当前"通过传感器输出与阈值比较来识别步态相位"这种方法较低的识别率，提出了一种新的基于地面接触力（GCF）的步态相位检测方法，并开发了一个内置 4 个 GCF 传感器的智能鞋进行验证，相较于阈值法，无论是正常步态还是异常步态识，该方法都获得了更好的异常步态识别效果。Savelerg H 等[35] 使用人工神经网络对足底压力及地面反射压力进行建模，实现了对步态相位的预测。

1.2.2.3 基于惯性传感器的步态识别

惯性系统和角度传感器也是步态识别中常用的设备。惯性系统主要包括加速计和陀螺仪 2 个测量单元，采用相同的采样率，其采样范围在 100~10 000 Hz。在实验过程中，加速计和陀螺仪可以测量自己周围位置的加速度和方向信息，然后再从中提取分段加速、定向和关节位置信息进行姿态检测和步态分析。该系统携带方便、操作简单，即使让被试处于长时间的实验阶段也不影响其正常的生活，并且在测量距离和使用环境上没有什么限制，但是缺点也相当明显，即设备容易与皮肤发生相对滑动，从而影响读数，带来无法消除的误差[36]。

Milica Djuric[37]受到神经生理学的启发，提出了模仿生物控制的时域特征进行步行康复辅助系统控制，并用 4 个加速计分别安装在脚、小腿和大腿上来检测详细的步态信息，再融合电阻信号（安装在鞋子中的力传感），并引入 1、0 和 1 三个离散值，运用有限状态模型来实现 8 个步态相位的自动识别，最终获得了 90% 的准确率。IPI Pappas 等[38]设计了一个包括 1 个微型陀螺仪（测量脚的角速度）和 3 个力敏感电阻（测量脚后跟和跖骨处鞋鞋垫上的力负载）GPDS 鞋垫，并将陀螺仪与足底压力信号融合，运用有限状态控制法进行信号处理和分类，最终实现了脚跟触地、支撑、足跟离地、摆动 4 个步态相位识别。

但是，这些方法各自所存在的不足阻碍了其临床运用和商业推广：光学运动捕捉仪和测力板价格昂贵，安装不易，应用场地固定，且场地要求较高，还往往需要跑步机等设备配合，因此市场对于廉价、可移动的步态识别设备有急切需求。

对于步态检测设备的可移动化、轻便化和低成本化，许多专家学者也进行了大量的尝试，如足底压力垫，可穿戴的、便携式惯性传感器、加速度计、陀螺仪、角度传感器[39-41]等，然而，这些基于运动学和动力学的步态特征识别多运用经验和阈值来判断[42]，如运用压力开关进行步态相位识别需要选用合适的阈值及理想的脚"刚触地"力产生，或者

"刚离地"（力消失），但是这个临界点在实际实验中很难界定，因此有学者选用 30 N 作阈值[43]，也有学者选用体重的 5% 作阈值[44]，但是学术界至今也没有办法给一个定值。虽然这种方法在大多数情况下有效，但是也有一个致命的缺陷，那就是常常需要增大阈值来对抗传感器本身，以及在传输过程中产生的干扰信号，如果阈值过大则会反应延迟，阈值过小又会造成反应过度。更重要的是，对下肢外骨骼控制来说，许多患者有足下垂，因此足底压力这种方法面临临床运用障碍，所以基于生理信号的下肢外骨骼控制被业内专家和学者普遍看好。

1.2.2.4 基于生物电信号的步态识别

在临床上常采集的生理信号主要有：脑电信号（electroencephalogram，EEG），心电信号（electrocardiogram，ECG），肌电信号（electromyogram，EMG），皮肤机械信号（mechanomyogram，MMG），眼电信号（electrooculography，EOG），皮肤电信号（galvanic skin response，GSR），脑磁信号（magnetoencephalogram，MEG）[45] 等。就下肢外骨骼而言，现在处于研究和运用前沿的主要是脑电信号（EEG）和肌电信号（EMG）。

（1）脑电信号（EEG）：一般通过布满电极的脑电帽来采集，脑电电极一般有凝胶电极和干燥电极两种，脑电信号来至于脑皮外层，因此，在采集过程中常用导电膏来辅助获得稳定清晰的信号。脑电信号常用来作为神经控制源-脑机接口的控制信号，以此来进行步态识别和康复。但是由于脑电信号不稳定，而且噪声较多，因此到目前为止，脑电信号多用来进行作科学研究，还没用取得理想的临床运用实例。肌电信号凭借其稳定性获得了学者的青睐，作为一个广为人知的神经控制源，表面肌电信号（sEMG）能直接反映人体运动意图和神经系统的运动功能性指令信息[46]，因此被广泛地用来评估骨骼肌的运动状态、运动意图，以此获得人类有意识运动的过程分析[47]。

在步态识别研究中，常用的生物电信号包括肌电信号（EMG）和脑电信号（EEG）。现阶段，肌电信号在步态识别中使用更为广泛。肌电信号根据其来源分为表面肌电信号（sEMG）和肌肉内肌电信号（iEMG）。由于 sEMG 来源于肌肉对应处的皮肤，而 iEMG 来源于肌肉内部，因此，sEMG 信号比 iEMG 信号的效率低，但是由于 sEMG 肌电信号获取方便、无创伤（相对于 iEMG 信号而言），因此在研究中多被学者们用来进行实验和临床运用，如日本筑波大学的 HAL 下肢外骨骼就是这方面运用的一个成功例子。

（2）表面肌电信号（sEMG）：既可以用来识别肢体的运动模式[48]，也可以被用作神经控制源来引导下肢外骨骼和人体假肢运动[49]。因此，近年来，越来越多的学者采用 sEMG 来识别人体步态特征，以此作为下肢外骨骼和人体假肢的控制信号[46]。sEMG 不但具有卓越的揭示人体运动神经系统内部运动能力，还能直接反映人体运动意图[50]，再加上方便获取和无创伤，肌电信号作为神经控制源被广泛地运用到下肢外骨骼和人体假肢控制等人机交互方面。Joshi 等[51]结合贝叶斯信息法（BIC）和线性判别式分类算法（LDA）来处理下肢 sEMG，并通过确定 7 个相邻步态相位边界来进行步态识别，即：支撑前期、支撑中期、支撑末期、预摆动、摆动初期、摆动中期和摆动末期。LI Ying 等[52]采集四块下肢肌肉 sEMG，经过滤波、特征提取，然后再结合支持向量机（support vector machine，SVM），来判断个体差异和步态周期数量对步态识别准确度的影响。最终发现，个体差异对步态识别有显著的影响，而当被试的步态小于 50 时，步态周期数对步态识别率有显著影响，而大于50 时，则没有显著影响；Peng Yang 等[53]以健康的大腿肌电信号做训练集来创建 SVM 模型，以残肢 sEMG 作为开启运动的控制信号来驱动下肢外骨骼，从而实现了从站立到行走过程的转换。Wu 等[54]运用短时时域特征和 malat 小波时频特征建立向量空间，并提出基于简化支持向量机（simplified support vector machine）的多重分类算法来进行下肢运动识别，并最终成功识别了站立、行走，以及上、下楼梯 4 种模式，且识别率在 80%～90% 之间。Huang H[55]制定和评估一个基于肌电的步态相位识别算法来识别下肢步态模式。针对腿部肌电信号在运动过程中的非平稳特性，提出了一种新的基于相位的肌电-反应策略，用于用户运动模式的分类，并对 7 种模式进行分类测试，取得了很好的成果。

目前，基于肌电信号的步态识别研究，主要集中在通过传感器进行 sEMG 收集，有效的数据预处理，合理的特征提取以及算法优化来提高步态识别精度。虽然这些步态识别方法在实验室环境中获得了高达 95% 的准确率，但是步态识别结果在实时环境中却并没有这么令人鼓舞。对于面向下肢外骨骼和人体假肢肌电控制来说，实时环境中诸多限制因素都限制了基于 sEMG 步态识别精度的提高。Sang 等[46]指出实时环境中的诸多变量会降低步态识别的可靠性。最常见的变量因素包括肌电电极放置在下肢的不同位置[11-12]、实验过程中 sEMG 的不稳定性[13]、电极位置的滑动、脱落[14]，以及其他因素等。这些实时变量在实验室实验的时候容易被忽略，但是却对基于肌电控制的下肢外骨骼的临床应用造成了很大的障碍，以现阶段下肢外骨骼研究和商业推广最著名的 HAL 为例，虽然日本筑波大学三阶吉行（Yoshiyuki Sankai）团队的研究成就得到了业界和患者的一致好评，并且以 sEMG 作为控制源也让该下肢外骨骼和患者之间的交互取得了很好的效果，但是每个患者最开始都要花费最少 2 个月的时间来标定肌电信号才能为患者所用。其次，韩国汉阳大学（Hanyang University）研制的外骨骼辅助机器人 HEXAR（Hanyang EXoskeletal Assistive Robot）和浙江大学研制的下肢外骨骼康复机器人（都采用肌电信号作为控制信号来进行步态识别和控制）也同样遇到了和 HAL 相似的问题，即实时环境因素对步态识别的影响和控制问题。

综上所述，许多专家学者在面向下肢外骨骼肌电控制的步态识别研究方面投入了大量的经历，也取得了许多显著的成就，但是仍然存在如下问题：

1）现有步态研究主要集中在算法和传感器方面，缺乏系统探讨实时变量和人机差异对步态识别率的影响研究。

由于肌电信号的时变性和非平稳性，跨个体和跨时间的模式识别对下肢外骨骼肌电控制有重要临床意义，如基于肌电控制的下肢外骨骼在使用一段时间后，由于肌肉疲劳、熟练程度等因素发生变化，可以导致肌电信号的幅值和频率等发生显著的变化，有时候这些变化高达 $50\%^{[56]}$，这些变化必然会影响基于肌电控制的下肢外骨骼人机交互的稳定性。

2）缺乏在变量层面上提高步态识别的途径研究。

3）缺乏面向多人机差异场景的步态识别的系统研究和系统开发。

4）多传感器融合的步态识别有待于进一步深入。

1.3 本书研究内容与组织结构

1.3.1 本书研究内容

本书主要研究面向多人机差异场景的肌电步态识别影响及应用，因此，研究主要集中在两个方面：其一，步态识别中的人机差异因素对其识别的影响；其二，使用领域是面向多人机差异场景的下肢外骨骼的肌电控制，以及在此基础上进行的实时步态识别系统的开发，下肢外骨骼原型的研制与验证等。具体包括 4 个方面的内容。

（1）基于肌电信号的负重差异对步态识别的影响研究。以肌电传感器为主要设备，并在不同速度、不同负重的条件下，采集下肢大腿的四块肌肉的肌电信号，来训练 BP 神经网络模型，从而得出在不同条件下的步态识别率，并通过 SPSS 进行数据分析，分析负重差异对步态识别的影响。

（2）基于肌电图像和卷积神经网络（CNN）的负重方式差异对步态识别的影响研究。主要是从研究对象和研究方法上进行创新。首先在研究对象上是上一章的延续，主要是研究负重方式的差异（上一章是负重质量）对步态识别影响；而在研究方法上与上一章的传统模式识别算法不同，在这一章将探讨 CNN 在稀疏肌电（sparse multi-channel sEMG，SMC-sEMG）方面的运用可能，即：将肌电信号转化成灰阶二维图像，运用 CNN 在图像分类上的优势，进行步态识别和分类，同时，CNN 不用手工提取特征，这样就避免手工特征提取常丢失特征问题。最后，运用 SPSS 中的"单变量多因素方差分析"来分析负重方式对步态识别的影响。

（3）基于肌电信号的实时步态识别系统开发。运用上述研究，开发一套实时步态识别系统。以压力信号为参考，5%体重值为阈值，对肌电信号进行标注，然后用来训练长短期记忆模型（LSTM），以 MAT-LAB 为开发语言进行上位机程序编写和 App 系统开发，并将该系统在多种速度、多种负重、多种负重方式及多种路面情况下进行实时步态相位识别验证。

（4）制作一套肌电下肢外骨骼原型，用于实时步态识别系统的应用研究。调节相关的硬件模型（信号采集、控制、动力），进行基于肌电信号的膝关节和髋关节的角度预估实验，分别测试了左右腿关节角度预估，即：右腿穿戴下肢外骨骼，左腿采集肌电信号（健肢肌电信号的角度预估）；以及同肢肌电信号的关节角度预估值（采集穿戴下肢外骨骼的大腿的肌电信号），以此证明实时步态识别系统在下肢外骨骼中的有效性。

1.3.2　本书组织结构

本书的组织结构如下：

第 1 章：绪论部分，介绍了课题的研究背景和意义，步态识别在生物特征识别和下肢外骨骼中的运用现状，肌电步态识别研究现状，以及本书研究内容与组织结构。

第 2 章：具体地研究步态识别的前沿理论，围绕步态相位识别，分别介绍了人体下肢的基本结构，如测量基准面、骨骼、关节以及主要肌肉。对步态识别的基本理论、基本技术以及运用领域进行了前期探索，还论述了肌电信号的产生、采集以及分析方法等。

第 3 章：基于肌电信号的负重差异对步态识别的影响研究，以 BP 神经网络为模型，肌电信号为对象，研究了在不同负重质量和速度条件下，步态的识别结果，并以此分析负重差异对步态识别的影响。

第 4 章：基于肌电图像和 CNN 的负重方式差异对步态识别的影响研究，主要从两个方面探讨，其一，将稀疏肌电信号转化成灰阶二维图像后，用 CNN 进行分类的探索和尝试；其二，负重方式对步态识别的影响研究。

第 5 章：面向多人机差异场景的实时步态识别系统开发，以肌电信号为源信号，长短期记忆模型（long-short term memory，LSTM）为分类模型，再辅以相关的软硬件，开发出实时步态识别系统，并在不同的实验条件下进行相关的验证。

第 6 章：将实时步态识别系统拓展应用于一个肌电下肢外骨骼原型中，通过控制实验来进行左右腿膝关节和髋关节的角度预测，以此证明该系统在下肢外骨骼中的有效性。

第 7 章：对全书进行总结，并提出下一步的研究计划和方向。

本书的结构及框架如图 1-7。

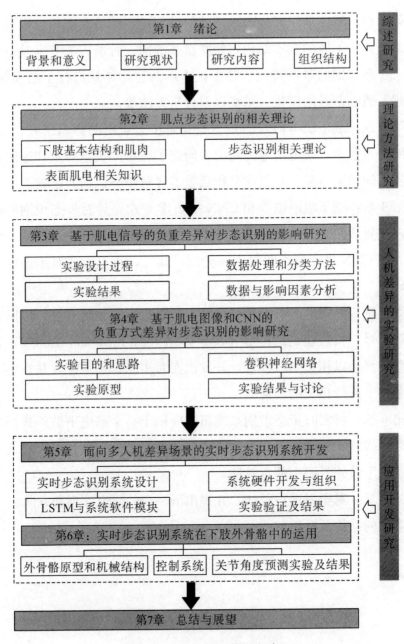

图 1-7 本书结构及框架

第 2 章　肌电步态识别的相关理论

2.1　引言

在面向下肢外骨骼肌电控制的步态识别研究中，与步态相关的下肢骨骼、肌肉、关节的活动极其复杂。骨骼和关节自由度的学习和研究是掌握下肢外骨骼工作原理的基础，而表面肌电信号（sEMG）能有效地反映每块肌肉在步态周期中的具体活动情况，以及这些肌肉在每个步态相位中所扮演的角色，因此，可以以此作为依据来研究步态特征和轨迹[52]。

本章从介绍人体下肢结构和运动的基本理论出发，了解人体下肢基本的骨骼结构、肌肉肌群，以及每块骨骼之间的关系，每块肌肉在人体运动过程中所起到的主要作用，并以此作为步态学习的基础；再介绍步态识别相关理论，以及步态识别的相关技术；然后学习人体表面肌电信号的相关理论，了解肌电信号产生的基本原理、肌电信号的特点和常见的信号分析方法；最后分析基于肌电信号的步态识别基本方法和步骤，如信号采集、特征提取、模式识别等相关知识，为后续研究打下基础。

2.2　人体下肢的基本结构

下肢外骨骼主要用来提升人体的能力，或是辅助人们行走、负重等日常活动，因此，让下肢外骨骼无限接近人体真实骨骼、关节情况，以及具有相同的自由度，使下肢外骨骼和人体尽可能融为一体，才能实现穿戴者在使用下肢外骨骼的时候能安全、有效，且实现精确的人机协同行走，可见，详细了解人体下肢的基本结构对研究下肢外骨骼极为重要。

2.2.1 人体测量基准面划分

在解剖学中，人体测量基准面是以铅垂轴、纵轴和横轴 3 个互为垂直的轴来划分（图 2-1）。①矢状面（sagittal plane）：通过矢状轴和垂直轴的平面，以及与该平面平行的所有平面都称矢状面，通过人体正中线（将人体分成左右对称的两部分）的矢状面为正中矢状面。②冠状面（frontal plane）：通过垂直轴和冠状轴的平面，以及与其平行的所有平面都称冠状面，该平面将人体分成前后两部分。③水平面（horizonal plane）：通过冠状轴和矢状轴的平面，以及与之平行的平面统称水平面（也就是与矢状面和冠状面同时垂直的所有平面）。

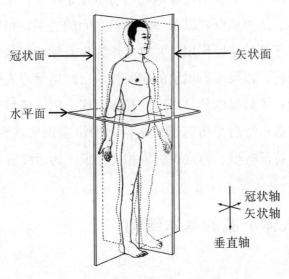

图 2-1　人体测量基准面

2.2.2 下肢主要骨骼和关节

下肢骨骼（图 2-2）主要由髋骨、大腿骨（股骨、髌骨）、小腿骨（胫骨、腓骨）和足骨（跗骨、跖骨、趾骨）4 部分组成。其中，组成小腿骨的胫骨和腓骨中，胫骨比腓骨粗，位于内侧，起人体重量支撑的主要作用，而腓骨较细，在外侧，起人体重量支撑的辅助作用。

下肢的各个骨骼也存在一定的结构关系：股骨干长轴线与下肢力轴线呈 5°～10° 的夹角，平均为 6°；下肢力轴线与小腿长轴一致，与重心垂直线呈 3° 夹角；股骨长轴线与膝关节平面之间的夹角称为股骨角，为 75°～80°，且男性的股骨角比女性的大；膝关节平面与下肢力轴线之间的夹角称为胫骨角，为 85°～100°，平均为 93°。

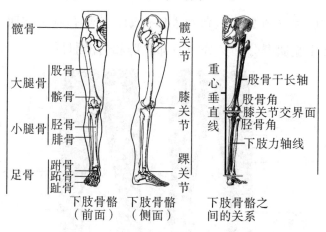

图 2-2 下肢主要骨骼

下肢关节自由度：就人体单腿而言，下肢 3 个关节共有 7 个自由度（髋关节 3 个、膝关节 1 个、踝关节 3 个）[23]（表 2-1）。也有的学者认为膝关节有 1.5 个自由度，即：半屈状态下，膝关节能做轻度的旋转（胫骨上部分和半月板之间），由于这种旋转只能在特定条件下（半屈状态）才能进行，而在伸膝时却不行，因此只能算 0.5 个自由度，不能算 1 个完整自由度。

表 2-1　下肢 7 个关节自由度及活动范围

下肢关节名	自由度/个	运动范围/°	扭矩/（N·m）
髋关节	3	前屈/后伸：140/15 内收/外展：40/30～35 内旋/外旋：15～0/60	走：前屈/后（140/20） 跑：前屈/后（40/80）
膝关节	1	屈/伸：120～140/0～10	走：50/140 跑：125～273
踝关节	3	背屈/跖屈：40～50/20 内旋/外旋：30～35/15～20 内翻/外翻：35/25	走：165（伸） 跑：180～240

2.2.3　下肢主要肌肉

下肢的肌肉（图 2-3）负责人体运动，主要包括大腿肌群和小腿肌群，大腿和小腿肌群分别又分为前部肌群和后部肌群。

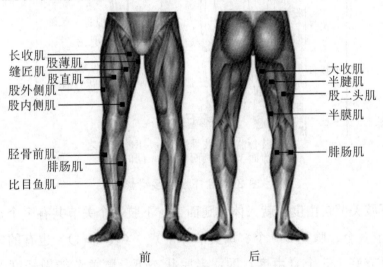

图 2-3　下肢主要肌肉

（1）大腿前部肌群的主体是股四头肌，这也是人体最大、最有力肌肉之一。该肌群是从髂骨前棘突下侧（也就是股骨大转子附近）到膝盖部分的前侧大腿肌肉，包括股内侧肌、股直肌、股外侧肌、股中间肌

（合称股四头肌），其主要作用是发力驱动大腿和小腿。

（2）缝匠肌，缝匠肌自髂骨前棘突到胫骨隆突内侧，主要负责大腿外旋和抬向正面躯干。

（3）大腿后部肌群自髂骨的坐骨结节附近到腓骨小头为止，包括大收肌、半腱肌、股二头肌、股薄肌和半膜肌 5 块肌肉，主要负责大腿后抬、小腿后抬和内外旋。

（4）小腿肌肉主要包括胫骨前肌、腓肠肌、比目鱼肌。胫骨前肌主要负责脚面外旋和提拉，腓肠肌主要负责将小腿向大腿后侧拉和脚面向小腿垂直方向下拉，而比目鱼肌则负责脚面旋转和提足。

2.3　步态识别的相关理论

步态是人们行走时的动作和表现出的姿态统称。在维基百科中，步态分析（gait analysis）指对动物等（特别是人类）运动的系统研究，即：利用仪器来检查人体的运动学、动力学因素以及相关肌肉（特别是腿部肌肉）的活动情况，以此来发现和治疗人们在行走方面的疾病，提高人们的运动能力，以及以步态分析为基础，研究相应的助老、助残设备，帮助下肢伤残人士实现日常的正常行走。

一个完整步态周期（gait cycle）的界定为：以一只脚的后脚跟触地开始，到这只脚的后脚跟再次触地为止的这段区间。但是对步态相位（sub phase）的划分却有不同的声音，主要有 8 相位[34-57]、7 相位[51-58]、5 相位[52-59]3 种。

总体而言，根据双脚对身体的承重，一个步态周期可以被分成两个双支撑相位（double support phase，DSP）和两个单支撑相位（single support phase，SSP)[60-61]。双支撑相位（DSP）是从一只脚承受重量，并且另一只脚的脚跟触地开始，到前一只脚脚尖离地为止；单支撑相位（SSP）是指一只脚触地，另一只脚处于摆动状态（不接触地面）。就单脚而言，一个完整的步态周期可以分成支撑相位和摆动相位[62]，支撑相约占整个步态周期的 60%，而摆动相约占 40%[63-64]。

　　分析步态主要是为了：①在人体步态康复治疗中进行病理分析和步态模型设计，以设计好的、优化的步态模型来进行步态矫正。②作为下肢外骨骼和双足机器人的步态规划和控制。因此，每一个完整的步态周期在分成支撑相位和摆动相位之后，又需要继续下分成不同的子相位（sub phase）。而对于子相位的个数，业界并没有一个统一的标准，不同的学者根据不同的标准和运用目的有不同的划分方法。Akhtaruzzaman M D 等[57]将一个完整的步态周期分成 8 个子相位（图 2-4），Tao W 等[65]对这 8 个步态相位进行了详尽的描述：相位 1-首次触地（initial contact，ICt），足跟与地面第一次接触；相位 2-承重反应期（loading response，LRs），足底与地全面接触；相位 3-支撑中期（middle stance，MSt），重心处于支撑面正上方；相位 4-支撑末期（terminal stance，TSt），从支撑脚的脚跟离地，到摆动脚的脚跟着地的一段时间；相位 5-摆动前期（pre-swing，PSw），从摆动脚的脚跟着地，到支撑脚的脚尖离地的一段时间；相位 6-摆动初期（initial swing，ISw），从支撑脚脚尖离地，到膝关节达到最大曲度的一段时间；相位 7-摆动中期（mid-swing，MSw），从膝关节摆动到曲度最大到小腿与地面垂直的一段时间；相位 8-摆动末期（terminal swing，TSw），从小腿与地面垂直到脚跟再次着地的一段时间。

　　一些学者对此有不同的划分方法，如 David Levine 等[58]就将一个完整的步态周期调整为 7 个步态周期（图 2-5），和上述 8 个步态相位划分最大的区别就是将首次触地（ICt）作为一个步态事件而非相位。也就是说在 David Levine 等的步态划分中，将步态事件和步态相位分得更为清楚，即步态相位包括：支撑前期（loading response，LRs），支撑中期（middle stance，MSt），支撑末期（terminal stance，TSt），摆动前期（pre-swing，PSw），摆动初期（initial swing，ISw），摆动中期（mid-swing，MSw），摆动末期（terminal swing，TSw）。而步态事件则分为：脚跟触地（initial contact），另一脚尖离地（opposite toe off），脚跟离地（heel rise），另一脚跟触地（opposite initial contact），脚尖离地（toe off），双脚靠近（feet adjacent），小腿垂地（tibia vertical）7 个步态事件。

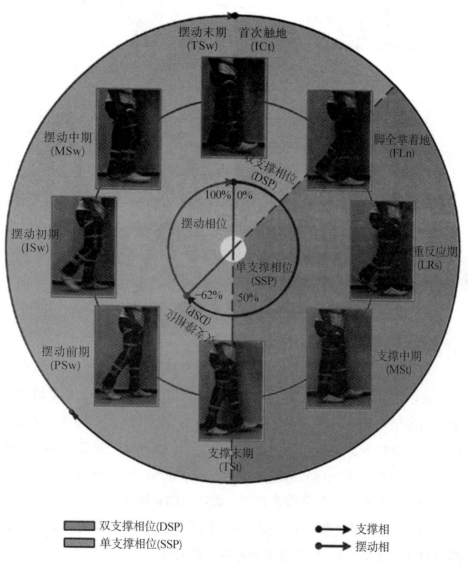

图 2-4　步态周期 8 相位划分[57]

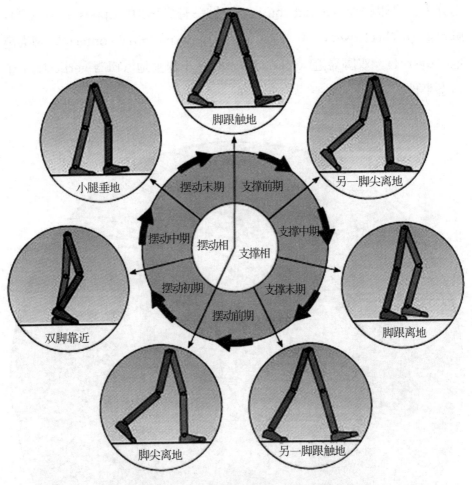

图 2-5　步态周期 7 相位划分[58]

在学术领域，尤其是在下肢外骨骼控制和双足机器人步态规划和控制时用得比较普遍的还是 5 个步态相位的划分[52-59]（图 2-6）。也就是将一个完整的步态周期划分为支撑前期（pre-stance）、支撑中期（mid-stance）、支撑后期（terminal stance）、摆动前期（pre-swing）、摆动后期（terminal swing）5 个步态相位。如以右脚触地开始：

相位 1：支撑前期，从右脚跟和左脚尖触地，到右脚的脚跟和脚尖都触地（右足平放），且左脚尖触地这一段时间。

相位 2：支撑中期，从前一个相位到左脚跟触地，且右脚尖触地这段时间（两点触地）。

相位 3：支撑后期，从前一个相位到左脚跟和脚尖都触地（左足平放），且右脚尖触地这段时间（三点触地）。

相位 4：摆动前期，从前一个相位到左脚跟和脚尖都触地，且右脚脚尖靠近地面这段时间（两点触地）。

相位 5：摆动后期，从前一个相位到右脚跟且左脚尖都触地这一段时间。

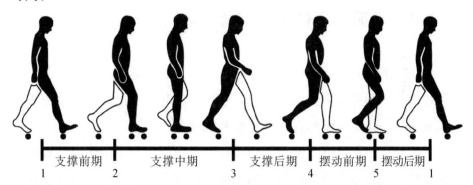

图 2-6 步态周期 5 相位划分

在上述 5 个步态相位划分中，根据每一个步态事件点双脚的脚跟、脚尖触地、离地，可以将每个步态相位进行重新描述（表 2-2）。

表 2-2 5 个步态相位划分中双脚脚尖、脚跟触地、离地情况

相位	右脚脚尖	右脚脚跟	左脚脚尖	左脚脚跟
1	0	1	1	0
2	1	1	1	0
3	1	0	0	1
4	1	0	0	1
5	0	0	1	1
1	0	1	1	0

在上述表 2-2 中，"1"表示脚跟或者脚尖触及地面，和地面接触，脚与地面两者之间有作用力；"0"表示脚跟和脚尖与地面不接触，和地面之间没有作用力。也就是说，表中的 1~5 分别表示 5 个步态事件：脚跟触地（foot strike）、另一脚尖离地（opposite toe-off）、另一脚跟触地（opposite foot strike）、脚尖离地（toe-off）、脚尖靠近地面（toe

close to ground），而 5 个步态相位则是这 5 个步态事件中每相邻两个步态事件之间的时间段，即 1～2（支撑前期），2～3（支撑中期），3～4（支撑后期），4～5（摆动前期），5～1（摆动后期）。

本书的研究主要是面向下肢外骨骼肌电控制的步态相关理论研究，因此，本书采用主流的 5 个相位划分法。

2.4　表面肌电信号的相关知识

表面肌电信号（sEMG）作为本书研究下肢外骨骼的控制信号，其信号处理、运用是研究重点，因此，sEMG 的基本理论研究是本书重要的组成部分，是文章继续深入的基础和必要条件。

人类对肌电信号的记载可以追溯到 17 世纪中叶 Francesco Redi 在一次偶然的机会中发现电鱼身上的电能主要存在于身上一块高度特化的肌肉[66]，从而拉开了人们认识肌电的序幕。1780 年，路易吉·阿罗西奥·伽伐尼（Luigi Aloisio Galvani）发现青蛙死后其腿部肌肉接触电火花时会出现颤动，从而发现了神经元和肌肉电，并发表著名的论文《论肌肉运动中的电力》，并成为首批研究生物电的科学家[67]。1842 年，意大利 Carlo Matteucci 在做神经"诱导收缩"实验时，将两个神经干搭接，最后发现被切断的神经和肌肉中都有电流产生，并证明了肌肉收缩也会产生电流并刺激神经[68]；1849 年，Emil Du Bois-Reymond 在 Matteucci 研究结果的基础上发现了肌肉电流和神经电流，以及它们的负变化（negative variation），即：动作电位[69]。1922 年，美国科学家 Herbert Gasser 和 Joseph Erlanger 用阴极射线示波器记录了肌电信号，并凭此获得 1944 诺贝尔生理学和医学奖。

2.4.1　肌电信号的产生和采集

2.4.4.1　肌电信号的产生机制

人体肌肉分为心肌（Cardiac Muscle）、平滑肌（Smooth Muscle）

和骨骼肌（Skeletal Muscle）3 类，相应地，这些肌肉产生的电信号也就分别称作心电信号（ECG）、平滑肌电信号（胃电 EGS、肠电 EIS、膀胱电 BES 等）以及骨骼肌电信号。平常所谓的肌电信号（EMG）是指骨骼肌电信号。

骨骼肌又称横纹肌，是一种附着于骨骼表层的肌肉。骨骼肌由一个个不同长度、排列紧密的束状肌细胞组成。肌细胞没有分支，整体呈纤维状，又称肌纤维。肌纤维内含有大量细丝状肌原纤维平行于细胞长轴，所有肌纤维都被肌内膜包裹，各个肌束又被肌束膜（胶质、弹力纤维）包裹，每一块骨骼肌外都包有一层结缔组织肌外膜，这些外膜彼此相连，以至于血管和神经都由外膜进入。骨骼肌主要分布于躯干和四肢，其收缩都是受大脑意识驱动，因此又称"随意肌"。

运动单元（motor unit）由一个位于脊椎前角细胞的 α 神经元和所支配的肌纤维构成。当大脑做出兴奋反应后，运动神经元受突触刺激而产生动作电位，该电位经轴突传递到肌肉，经过轴突分支传递到众多肌纤维，从而引发该运动单元内所有肌纤维兴奋，进而在这些肌纤维上产生动作电位。众多肌纤维中各个运动单元所产生的动作电位（MUAP）在时间和空间上叠加就形成了肌电信号[70-71]（图 2-7）。

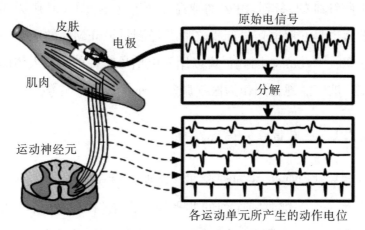

图 2-7　肌电信号的产生机制[70]

2.4.1.2 肌电信号的采集方法

肌电信号的获取主要有表面电极法、针电极法、埋入电极法和微电极法等 4 种方法。

(1) 表面电极法：就是将电极（一般用 Ag/AgCl 电极）贴在待测肌肉的对应皮肤上。该方法操作简单、无创伤，在操作适当的情况下数据可靠，因此被学术和医疗健康等领域广泛使用。

(2) 针电极法：是将针电极刺进待测肌肉内部，总肌纤维上直接获取肌电信号。由于这种方法不会受到其他相邻肌肉活动的影响，能够测量深层肌肉的活动情况，且涉及的运动单元较少，因而具有更强的针对性。但是测量对人体会造成创伤，且无法测量人体运动时的肌电变化情况，是这种方法不被大规模使用的主要原因。

其他两种（埋入电极法和微电极法）在一般研究和临床中运用较少，多用于一些特定情况。

2.4.2 肌电信号的特点和稳定性

由于肌纤维的兴奋是由运动神经元所产生的 MUAP 刺激而成，因此肌肉发力也是在肌电信号产生之后。经测量，sEMG 的产生一般先于肢体运动 30～150 ms，因此，可以用肌电信号来提前预判人体的运动意图，sEMG 被广泛地运用作为医疗康复、外骨骼机器人等控制信号源。

2.4.2.1 肌电信号的特点

肌电信号（EMG）作为神经元支配肌肉纤维活动所伴随的生物电信号[72]，是一个一维时间序列的非平稳的微电信号，其信号幅值与肌肉活动强度成正比。sEMG 的幅值变化范围在 0～1.5 mV 之间，最有用的信号频率集中在 0～500 Hz 段，且主要能量集中分布在 20～150 Hz。

EMG 在采集过程中不可避免地会引入干扰信号，其主要的干扰介于 0～60 Hz 之间，特别是 50 Hz 的工频干扰对信号质量影响最大。人体常规生物电信号特征如表 2-3。

表 2-3　人体常规生物电信号

生物信号	幅值范围	频率范围
心电信号（ECG）	0.01～5 mV	0.05～100 Hz
脑电信号（EEG）	2～200 μV	0.1～100 Hz
肌电信号（EMG）	0.1～5 mV	DC～10 kHz
眼震电信号（ENC）	0.05～3.5 mV	DC～50 Hz
视网膜电信号（ERG）	0.001～1 mV	0.1～200 Hz
胃电信号（EGG）	0.01～1 mV	DC～1 Hz
皮肤电反射（GSR）	0.01～3 mV	0.01～1 Hz

肌电信号的主要特性为：

（1）微弱性：和其他生物电信号一样，EMG 的能量较小，只有几微伏，因此在学术研究或者临床上都会先通过放大器将其放大，然后再传输到电脑上，运用相关软件进行分析。

（2）低频性：所有的生物电信号的频率都较低，一般都在 1 000 Hz 以下，各种生物电的信号频率也有较大的差异，因此信号采集时要因信号差异而选择不同的一样通频带。就 sEMG 而言，信号频率在 0～1 000 Hz 之间，其中有用的信号频率集中在 500 Hz 以下。

（3）不稳定性：sEMG 是一个不稳定的信号，容易受到个人或者周围环境的影响，如相邻肌肉活动、皮肤清洁度，以及脂肪厚度等都会对其产生低频或高频干扰。

2.4.2.2　影响肌电信号稳定性的因素

由于人体置于空间，人体就会不断受到环境因素的影响，因此人体表面肌电信号就会受空气湿度、温度、人体活动、情绪等诸多因素的影响[73]，显示为肌电信号的不稳定性的特征，主要包括：

(1) 受人体运动单元（motor unit）及肌腱的影响：每一个运动单元都有其相联系的肌纤维和 α 神经元，运动单元数量和活化度在很大意义上决定 sEMG 的强弱，因此，运动单元数量和活化度也成了 sEMG 稳定性的重要影响因素。

(2) 相邻活跃肌肉的影响：由于 sEMG 信号比较微弱，因此极易受到周围相邻活跃肌肉信号的影响，而表现出不稳定性。

(3) 活跃肌肉纤维与测量点之间距离的影响：在肌电信号采集时，正负电极应该平行于肌肉纤维的方向，而且两者之间距离的长短对 sEMG 信号的稳定性产生重要的影响，距离小会明显减少信号串扰，距离大又可以包括更多的运动单元，因此适度的距离也是肌电信号稳定性的重要影响因素。

(4) 电极的材料和滤波特性：表面肌电信号是靠电极来采集的，因此电极的材料和滤波特性也会对信号的稳定性产生显著的影响，现在通用的电极是 Ag/AgCl 电极。

(5) 人体疲劳的影响：在肌电信号采集过程中，人的疲劳会直接影响运动单元的活性，从而影响肌电信号的稳定性。

(6) 伪迹的影响：在测量肌电信号过程中，不可避免地出现非骨骼肌的电压变化，即"伪迹"。例如由于过度紧张而导致的头部、颈部肌肉容易产生肌肉伪迹；由于皮肤出汗、清洁而引起的皮肤伪迹；由于电极与导线的接触、缠绕而产生的电极伪迹；由于耳机、电线而产生的刺激伪迹等，这些都会对肌电信号产生一定的影响。

2.4.3 肌电信号的分析方法

肌电信号（EMG）是肌纤维中的动作电位（MUAP）在时间与空间两个维度上相叠加，因此肌电信号既具有时间信息也具备空间信息。因此，虽然肌电信号的分析方法众多，但是总体而言都可以归为 3 类，即：时域分析、频域分析和时频分析。

2.4.3.1　时域分析

时域分析就是将 EMG 看作均值为零，且 EMG 方差受信号强度影响的随机信号，以此分析肌电信号幅值随时间的变化关系，具体表述为电位（V）-时间（t）曲线[74]。时域分析在分类和回归等模式识别中运用最广泛，主要有均方根（RMS），积分肌电值（iEMG），平均值（AV），绝对值积分平均值（IAV），平均绝对值（MAV），过零点数（ZC），方差（VAR），标准差（STD）等。

（1）均方根（root mean square，RMS）：也称效值，表达了在时间尺度上肌电信号幅值的变化，待测时间段内 sEMG 的平均水平。具体而言，均方根体现的是对运动单元的募集能力，与待测肌肉在运动过程中的贡献度成正相关，且与肌肉力和幅值变化方向一致，能有效、无损地反映肌肉活动情况，和其他时域方法相比更具优势，其具体描述公式为：

$$RMS = \sqrt{\frac{1}{N}\sum_{j=1}^{N} X_j^2} \qquad (2.1)$$

其中，N 表示时间窗内采样点数，X_j 表示第 j 个点的肌电幅值。

（2）积分肌电值（integrated electromyogram，iEMG）：指时间窗内，经过整流、滤波等预处理后的肌电曲线下总面积，主要体现肌电信号（EMG）在时间维度上的强弱走势和肌肉的收缩特性[75]。其计算公式为：

$$iEMG = \sum_{j=1}^{N} |X_j| \qquad (2.2)$$

其中，N 表示时间窗内采样点数，X_j 表示第 j 个点的肌电幅值。

（3）过零点数（zero crossing，ZC）：是指在肌电信号通过零点的次数，即肌电信号从正到负，或者从负到正的次数。由于肌电信号源于受到突触刺激的运动神经元所产生的动作电位（MUAP），因此其强度还取决于电脉冲频率。过零点数是一个常用的肌电时域特征，并从时域的视角来描述频域，其具体表达为：

$$ZC = \sum_{t=1}^{N} \mathrm{sgn}(x_t \cdot x_{t+1}) \tag{2.3}$$

其中：

$$\mathrm{sgn}(x) = f(x) = \begin{cases} 1, x > 0 \\ 0, x \leqslant 0 \end{cases} \tag{2.4}$$

过零点数常被用来表征人体疲劳，Inbar 等[76]的研究表明肌电信号的过零点数和其中值频率以及平均频率具有显著的相关性。

（4）方差（variance，VAR）：描述的是任意变量与均值之间的离散程度，值越大，则表明差异越大，在表面肌电信号分析中，方差反映在活动过程中肌电信号的离散程度。

均值：

$$\overline{X} = \frac{1}{N} \sum_{j=1}^{N} X_j \tag{2.5}$$

标准差：

$$S = \sqrt{\frac{1}{N} \sum_{i=0}^{N} (X_j - \overline{X})^2} \tag{2.6}$$

方差：

$$VAR = \frac{1}{N} \sum_{j=1}^{N} (X_j - \overline{X})^2 \tag{2.7}$$

其中，N 表示时间窗内采样点数，X_j 表示第 j 个点的肌电幅值。

（5）平均绝对值（mean absolute value，MAV）：是计算分析窗中所有肌电幅值的绝对值之和，再平均，其具体公式为：

$$MAV = \frac{1}{N} \sum_{j=1}^{N} |X_j| \tag{2.8}$$

其中，N 表示时间窗内采样点数，X_j 表示第 j 个点的肌电幅值。

时域分析法是学者专家们在研究中最常用的方法，但是这些方法都有自己的运用领域和局限性，由于肌电信号比较弱，而且容易受到其他条件的干扰，因此也给滤波带来了更新的挑战。

2.4.3.2　频域分析

通常，肌电信号的频域分析是建立在时域信号的傅里叶转换的基础上，如快速傅里叶转换（fast Fourier transformation，FFT），将变换后的信号进行频谱或者功率谱分析，用以反映肌电信号（EMG）在频率层面的变化特点，被广泛运用于人体疲劳检测以及肌肉疾病诊断。常用的频域分析方法主要有中位频率（median frequency，MF）、平均功率频率（mean power frequency，MPF）等。

（1）中位频率（median frequency，MF）：就是将待测时段的功率谱密度分成相同的两部分，即各时间段功率的平均值，也可以理解为肌肉纤维放电的中间频率值。MF 具有良好的抗噪性能和频谱特征变化的描述性能，表达公式如下[77]。

$$\sum_{j=1}^{MF} P_j = \sum_{j=MF}^{N} P_j = \frac{1}{2} \sum_{j=1}^{N} P_j \qquad (2.9)$$

其中，P_j 是肌电信号在 j 时刻的功率谱密度（功率密度随频率变化的情况）。

（2）平均功率频率（mean power frequency，MPF）：是描述过功率谱曲线重心的频率。平均功率频谱在抗噪方面不如 MF，同时在描述肌电信号频谱特征方面也不如 MF，但是其敏感性要强过 MF 很多。其具体公式为：

$$MPF = \frac{\int_0^{+\infty} fP(f)\mathrm{d}f}{\int_0^{+\infty} P(f)\mathrm{d}f} \qquad (2.10)$$

其中，f 代表功率，$P(f)$ 代表功率谱曲线，$\mathrm{d}f$ 代表分辨率。

频域分析是建立在将肌电信号进行傅里叶转换的基础上，而傅里叶转换本身又仅适用于平稳且不突变的信号，这与肌电信号不稳定的特质相冲突，再则傅里叶转换过程中也会造成信息丢失，因此用频域分析肌电信号不能准确地反映其特质和规律[78]。

2.4.3.3 时频分析

由于肌电信号的特殊性（非平稳性、时变性），单纯的时域分析，或者频域分析都只是从一个维度来分析肌电信号的特征，而不能全面展现其特质，因此许多专家学者都采用时频分析来全面展现 sEMG 的特性。时频分析的基本思路是：在时间序列上，将肌电信号分割成小段，将每一小段看作是平稳信号，并同时运用时域和频域两种分析方法，以此来全面描述信号特征。当前运用最广泛的时频分析就是小波变换（wavelet transform，WT）和短时傅里叶变换（short time fourier transform，STFT）。

（1）小波变换（wavelet transform，WT）：是傅里叶分析的进一步发展，先选择适当的基小波，再将其在时间维度上平移和在尺度维度上缩放而产生小波。相对于传统的傅里叶分析，小波变换无论是在时域还是频域，都能反映出信号局部性的丰富信息，定义为[79]：

$$\mathrm{WT}_x(a,\ b) = \frac{1}{\sqrt{|a|}} \int_{-\infty}^{+\infty} x(t)\bar{\psi}\left(\frac{t-b}{a}\right)\mathrm{d}t \qquad (2.11)$$

其中，$x(t) \in L^2(R)$ 是输入信号，$\psi(t)$ 为基小波，$\psi_{a,b}(t) = \frac{1}{\sqrt{|a|}}\psi\left(\frac{t-b}{a}\right)$ 为连续小波，$\psi\left(\frac{t-b}{a}\right)$ 是信号在尺度 a、时间 b 下的缩放和移动。

（2）短时傅里叶变换（short time fourier transform，STFT）：是肌电信号分析中比较常用的时频分析法，其核心就是用分析窗内某一段信号来表征某一时刻的信号。具体操作就是先求一个函数和窗函数的乘积，再进行一维傅里叶变换，然后通过滑动窗函数 $g(t)$ 获得一系列一维傅里叶转换结果，再将这些一维傅里叶结果排成二维表象。其定义为[80]：

$$\mathrm{STFT}_x(t,\ f) = \int_{-\infty}^{\infty} [y(u)g(u-t)]\mathrm{e}^{-j2\pi fu}\mathrm{d}u \qquad (2.12)$$

其中，$y(u)$ 为源信号，$g(t)$ 为窗函数。

在 STFT 变换过程中，分析窗的长度不但直接影响频谱图的时间分辨率，而且也对频率分辨率有很大的影响，窗越长，信号越长，傅里叶转换后的分辨率就越高，反之，越差。

2.5　本章小结

本章主要是为课题的后继研究而进行的基本知识梳理，掌握下肢外骨骼肌电控制、步态识别的相关知识，从理论上对课题进行充实和完善。通过阐述人体下肢的基本结构，如对下肢关节的介绍，为后文的下肢外骨骼设计打基础，了解下肢的主要肌肉特征，为获取肌电信号选取相关肌肉提供科学依据；学习步态识别相关理论，是本课题的核心部分；通过阐释表面肌电信号的产生、采集，以及稳定性等特点，为后继实验做准备，避免因为客观因素造成不靠谱的实验结果。

第 3 章　基于肌电信号的
负重差异对步态识别的影响研究

3.1　引言

现阶段，步态识别基本都是运用力、速度、角度、加速度、肌电等传感器，结合相关的算法来实现。对于各种方法、传感器在步态识别中的优劣，在绪论中已有详细阐述，就肌电步态识别而言，众多专家、学者都将提高步态识别精度作为研究重点，如算法、传感器、实验优化等，但是很少有人将自己的研究重心集中在人机环境因素方面，如疲劳、路况、汗液、电极滑动、贴片位置，以及负重质量差异、负重方式差异等，尤其是负重质量。不同的人负重不一样，同一个人每一次的负重方式也不会相同，负重质量对步态识别是否有影响？有什么影响？怎样削弱负重的影响，以及在负重层面上来提高步态识别精确度，这对基于肌电的下肢外骨骼控制有极其重要的意义。

本实验是为研究基于肌电信号的负重差异对步态识别的影响，并详细描述实验过程和方法，根据实验结果分析相关数据，探索：①在每种速度和不同负重条件下的步态识别精度；②每一种速度下，负重差异对步态识别精度的影响；③相同数据集在三种算法处理下的结果对比；④负重的组内和组间差异对步态识别的影响；⑤并分析在模拟实时环境中，负重差异对步态识别的影响；⑥最后讨论出现这种结果的原因，并给出结论。

3.2　研究目的和思路

当前关于提高步态识别准确度研究大多集中在通过传感器采集 sEMG 数据、有效的数据预处理、特征向量的合理提取，以及算法优化等方面。虽然这些方法在实验室条件下可以获得高达 95% 的理想步态识别精度，但在实时环境中，步态识别结果却并不那么令人鼓舞。在面向控制下肢外骨骼和人体假体的步态识别研究过程中，对基于肌电信号的步态识别来说，有一些实时限制因素对步态识别有显著的影响。Sang W L 等[46]通过实验证明，由于各种环境变量的影响，并不能保证就能获得很好的步态识别成绩，同时也不能保证每次实验的结果就具有一致性。最常见的实时可变因素包括下肢肌肉的位置不同、sEMG 信号的不稳定特性、电极位移等，其中，负重差异是一个不容忽视的问题。

一些学者深入地研究了不同负重对基于肌电信号的模式识别的影响。例如，Al-Timemy A. H. 等[81]研究表明，负重差异会对基于 sEMG 的控制器的识别精度的影响高达 60%，即：在不同负重下，最高识别精度和最差识别精度相差达 60%；Erik S 等[82]通过实验表明力量水平的差异对模式识别有显著的影响，他们的研究发现当训练数据和测试数据都来自相同的力量水平时，模式识别的错误率为 8%～19%，然而，当训练数据和测试数据来自不同的力量水平时，模式识别的错误率则高达惊人的 32%～44%。TANG 等[83]的研究表明不同负载对基于 sEMG 的关节角度预测精度产生了重大的影响，在他们的实验中，负载导致了关节角度预测的均方误差（root-mean-square error，RMSE）从 7.86° 上升到 20.44°，为了提高角度预测的成绩，他们提出了 3 种方法来尝试：其一，将各种力量条件的实验数据混合在一起形成训练集来进行模型训练；其二，传感器融合，即：在实验中加入力传感器，将力量值也作为模型的输入，用力量值和肌电信号一起去训练模型，并进行测试；其三，在方法二的基础上，采用基于力量值和肌电信号的两步混合预测法来进行手部关节角度预测，最终将均方误差从 20.44° 分别下降到 13.54°（方法一）、10.47°（方法二）和 8.48°（方法三）。

尽管这些研究已经取得了很好的成就，但是这并不意味着在基于肌电信号的步态识别中，当负重发生变化时，相同的结论也一定存在。再则，现在学术界很少有研究人员在研究"基于肌电信号的负重差异对步态识别的影响"，因此，这个领域仍然还没被很好地理解，需要深入探索。

为了深入研究基于肌电信号的负重差异对步态识别的影响，本实验让每个被试背负 4 种不同负重（L0＝0，L20＝20%，L30＝30%，L40＝40%的被试者自身体重），分别在 3 种速度下（v_3＝3 km/h，v_5＝5 km/h，v_7＝7 km/h）匀速步行（跑步机上进行）50 个步态周期。同时，采用反向传播神经网络（back propagation neural network，BPNN）进行分类，以获得每个实验的步态识别准确度，然后运用 SPSS 软件统计分析了不同负重、不同速度条件下，步态识别率的波动情况。并选择支持向量机（SVM）和 K 临近值（K-nearest neighbor，K-NN）来处理相同的数据集，将经这两种算法获得的步态识别率与 BPNN 的计算结果进行比较，以探讨这种结果到底是算法导致的，还是负重差异引起的。基于这个实验，研究负重组内和组间差异对步态识别的影响，并且通过将来源于各种负重条件的数据混合在一起，模拟人们在实时环境中可能面对的潜在负重状态，以此研究：

（1）负重差异是否对步态识别有显著的影响？

（2）由来自一种负重，或者几种负重条件下的肌电信号训练的外骨骼控制系统，在多负载情况下是否仍然工作良好？

3.3　实验原型和流程

3.3.1　被试者组成

本实验邀请了 10 名男性在校大学生参与实验（年龄 24～28 岁，身高 173.0～176.0 cm，体重 62.1～71 kg），并且本实验经浙江大学人类伦理委员会批准，并且所有的被试者在实验前都签订了知情同意书。这些被试者要求：

（1）没有任何骨骼肌肉和神经系统疾病。

（2）能熟练使用跑步机，即能在跑步机上平稳步行。

（3）在实验前，这些被试不能参与任何体力活动，或者其他会引起疲劳的其他活动，以防止因疲劳而产生的并发症干扰实验。

3.3.2　待测肌肉选择

3.3.2.1　下肢主要肌肉群及运动功能

下肢大腿小腿肌肉众多，每块肌肉在步行过程中的运动功能都不相同，医学研究表明，在人体正常行走时，主要涉及的下肢肌肉群及功能如表 3-1 所示。

表 3-1　下肢主要肌肉群及功能

肌肉群	运动功能
股直肌（rectus femoris）	伸小腿、屈大腿
大股外侧肌（vastus lateralis）	伸小腿
股二头肌（biceps flexor cruris）	屈小腿、伸大腿、外旋小腿

续表

肌肉群	运动功能
半腱肌 （semitendinosus）	伸大腿、屈小腿、内旋大腿
胫骨前肌 （anterior tibial muscle）	足背屈、内翻、内收
腓骨长肌 （musculi peronaeus longus）	足外翻、跖屈
内侧腓肠肌 （medial gastrocnemius）	屈小腿、提起足跟、固定膝关节、平衡身体
比目鱼肌 （soleus muscle）	屈小腿、提起足跟、固定膝关节、平衡身体

3.3.2.2 本实验所选择的肌肉

根据下肢肌肉在步态周期中的作用不同，在本实验选择 4 块大腿肌肉来采集肌电信号，即：阔筋膜张肌 （tensor fasciae latae），半腱肌 （semitendinosus），长收肌 （adductor longus） 和股内侧肌 （vastus medialis） （图 3 - 1）。其中阔筋膜张肌和半腱肌在支撑相中起主要作用，而长收肌和股内侧肌则主要作用于步态周期中的摆动相[52,84]。

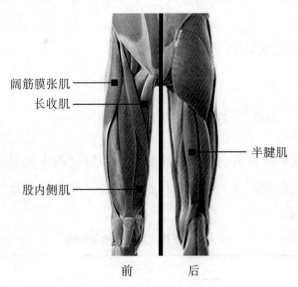

图 3-1　实验所选肌肉

3.3.3　实验设备及参数

3.3.3.1　电极片

（1）电极片的构成：电极片的形状较多，有圆型、方型、月亮型、扣型等。电极片的背衬材料有海绵背衬和无纺布衬两种：海绵背衬黏性强，不卷曲，适合运动过程中使用；无纺布衬具有很好的通透性和呼吸性，最适宜皮肤长期使用。

电极片的主要构成基本一致，由 PET 膜、无纺布背衬、电极扣头、导电压敏胶（导电膏）、银/氯化银扣（Ag/AgCl）和防黏膜等几部分组成（图 3-2A）。另一种就是三极管电极（如 Triode™ 电极，图 3-2B），该电极片的 3 个 Ag/AgCl 电极间相隔 2 cm，背面镀镍黄铜。

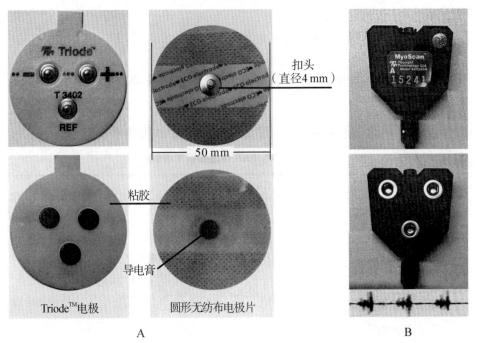

图 3-2　典型电极片和 MyoScan 传感器

（2）电极片的技术参数：实验中使用电极片的技术参数如表 3-2。

表 3 - 2　电极片技术参数

技术参数	范围
交流电阻	≤3 kΩ（10 Hz）
直接失调电压	≤100 mV
内部噪声	≤150 μV
模拟除颤恢复性能	≤100 mV
偏置电流耐受度	≤100 mV
细胞毒性	≤2 级
原发性皮肤刺激	轻微
致敏	≤1 级
尺寸	50 mm

在上表中：模拟除颤恢复性能，指的是放电后的第 5 秒，电极对的残留电压值；偏置电流耐受度，是指 400 nA 的直流电流作用于电极对持续 4 小时，期间正作用时段电极对的电压变化值。

3.3.3.2　肌电采集设备

（1）MyoScan 传感器：本实验的肌电信号采集选用的是 Thought Technology 公司（加拿大）的 MyoScan 传感器（一种支持扩展器电缆的预扩增表面肌电图传感器）（图 3 - 3），其基本的技术参数如表 3 - 3。

表 3 - 3　MyoScan 传感器技术参数

技术参数	范围
输入	0～2 000 μV
通道带宽	20～500 Hz
灵敏度	<0.1 μV（RMS）
精准度	±5%，±0.3 μV（RMS）
共模抑制比	>130 dB
噪声电平	≤5 μV
量程	0～400 μV，0～1 600 μV（RMS）
采样率	256～2 048 Hz

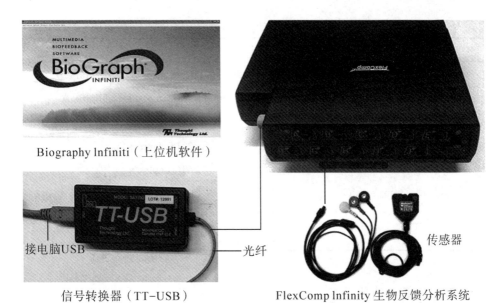

Biography lnfiniti（上位机软件）

接电脑USB　　　　　光纤

信号转换器（TT-USB）　　　传感器

FlexComp lnfinity 生物反馈分析系统

图 3 - 3　FlexComp Infinity 生物反馈分析系统

（2）FlexComp Infinity 生物反馈分析系统：FlexComp Infinity 是加拿大 Thought Technology 公司生产的生物反馈分析系统（图 3 - 3），技术参数如表 3 - 4。系统支持 10 通道表面肌电信号（sEMG）采集，采样率高达 2 048 Hz，信号频率为 10~1 000 Hz。此外，该设备还可以采集心电（ECG）、脑电（EEG）、呼吸波形（respiratory waveform）、血压脉冲波形等。采集的信号经 TT-USB 转换器传到电脑上位软件进行数据分析。

表 3 - 4　FlexComp Infinity 信号处理器技术参数

技术参数	范围
电源电压	光纤：3.6~6.5 V
	紧凑型闪存：最小 4.0 V
传感器电源电压	7.260 V±2 mV
满量程输入范围	DC 2.8 V±1.696 V
ADC 输出	14 bit
LSB 量级	207 μV
抗锯齿滤波器	5th order Butterworth

续表

技术参数	范围
DC 增益精度	± 0.5% (initial, or after self-calibration)
DC 偏移	±3LSB (initial, or after self-calibration)
编码器通道带宽	3 dB
采样率（sample rate）	DC-512 Hz @ 2048 samples/s
	DC-64 Hz @ 256 samples/s
	DC-64 Hz @ 200 samples/s
	DC-8 Hz @ 32 samples/s
	DC-8 Hz @ 20 samples/s

3.3.3.3 其他设备

（1）高速高分辨率摄像头：实验还用到了高速高分辨率摄像头，镜头 F 值为 2.1（固定焦点），拍摄速度 60 fps（640×480 pixel），120 fps（320×240 pixel）。

（2）跑步机：跑步机选用的是 Brother WL-332。

（3）背包：背包选用美国传统商业背包（U. S. Polo Assn Sport Backpack，Colfax，LA，USA）。

3.3.4 实验操作及过程

在实验前，要求被试者穿短裤和白鞋（穿短裤是为了方便测量大腿肌肉时布线；穿白鞋是为了与跑步机跑带的黑色形成对比，便于后期步态相位划分观察）。在被试者的人体测量学参数（年龄、身高和体重）完成后，指导他们熟悉各个实验程序，以及跑步机和其他将在实验中使用的设备。然后去除被试的待测肌肉周围的毛发，用乙醇清洗目标肌肉周围的皮肤，同时使用导电膏来减少皮肤、毛发对肌电信号产生的干扰，提高电极导电能力和稳定性[85]。

每个电极组包括 3 个 Ag/AgCl 电极（一个正极、一个负极、一个参考电极），总共 4 个电极组被采用贴在 4 块目标肌肉上，每个电极组的正极和负极的连线与肌肉纤维的方向一致，并且尽量贴在肌肉肌腹的中间[86]。然后用记号笔在皮肤上的电极处做记号，以便在每次实验中，电极都能贴在相同的位置。在实验中还会用医用胶带来固定传感器上的数据线，以减少导线晃动对信号的干扰。这些胶带不能绑得太紧以免干扰肌肉活动，也不能太松而起不到固定导线的作用。

在所有的设备都按照图 3-4 连接成功，所有的信号都正常后，每个被试者被要求在跑步机上执行 50 个连续、匀速的步态周期。实验时，被试者背负 4 种不同负重 [L0＝0（不负重），L20＝20％，L30＝30％和 L40＝40％的被试者体重][87]，在 3 种不同速度下（v_3＝3 km/h，v_5＝5 km/h 和 v_7＝7 km/h）[59]。这就意味着总共 6 000 个数据集（10 个被试者×50 个步态周期×4 种负重×3 种速度），如表 3-5。50 个步态周期是步态周期数量对步态识别准确度是否有显著影响的分界线，即：当实验步态周期少于 50 时，步态周期的数量对步态识别精度有显著影响，当实验步态周期多余 50 时，步态周期数量对步态识别精度没有显著影响[52]。

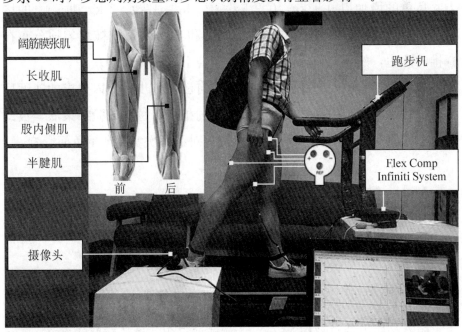

图 3-4　设备连接和实验状态

表 3-5　在 12 个实验中速度和负重信息

速度	负重	实验
v_3	L0：负重为 0	实验 1
	L20：负重为体重的 20%	实验 2
	L30：负重为体重的 30%	实验 3
	L40：负重为体重的 40%	实验 4
v_5	L0：负重为 0	实验 5
	L20：负重为体重的 20%	实验 6
	L30：负重为体重的 30%	实验 7
	L40：负重为体重的 40%	实验 8
v_7	L0：负重为 0	实验 9
	L20：负重为体重的 20%	实验 10
	L30：负重为体重的 30%	实验 11
	L40：负重为体重的 40%	实验 12

在实验中，一个比较传统的商业背包（没有胸带和臀部加载带）被用来背负重物。选用这种普遍适用的常规背包是为了使实验更具说服力。负重的增加以 0.1 kg、0.2 kg、0.5 kg、1 kg、2 kg 和 5 kg 的增量，一直达到被试者体重的 20%、30% 和 40%。负重被均匀地分布在脊椎的两边，然后调节肩带使负重置于背下部的臀部上方[88]。

在每次实验中，当被试者认为他们自己在跑步机上以要求的速度稳步行走时，就向工作人员发出收集信号的指令，每次试验结束后，被试者都会休息 10 分钟来消除疲劳，以避免对下一次实验产生负面影响。

3.4　数据收集与处理

3.4.1　数据收集

3.4.1.1　肌电信号收集

所有的肌电信号都用 MyoScan 传感器采集，该传感器能在 20～500

Hz 范围内，记录高达 1 600 μV 的肌电信号，然后所采集的原始肌电信号经放大，并经 FlexComp Infiniti 系统（Thought Technology Ltd.，Canada）传送到计算机进行数据分析。该系统包括 10 个数据通道以及一个视频收集系统[85]，这能保证肌电信号和视频数据的同步性，并且所有的信号采样率是 2 048 Hz。

3.4.1.2　视频信号收集

所有的视频数据用一个外置高速、高分辨率摄像头，与肌电信号同步采集，分辨率为 60 fps，摄像头放置在与跑步机跑带垂直的地方，调节摄像头和跑带之间的距离，以保证跑带都在摄像头视野[89]。

3.4.2　信号预处理

信号预处理是为了通过降噪等方式增加有用信号。在肌电信号采集中，不可避免地要引入许多干扰，如机器设备本身的工频干扰，皮肤、毛发、汗液，以及一些环境因素带来的干扰，使肌电信号在一定程度上产生了畸变，信噪比低，因此信号过滤是一个必要步骤。再则，输入分类模型进行监督学习的是肌电信号的特征向量，而不是原始的肌电信号，因此在进行分类前，分段和标注也必不可少。

3.4.2.1　小波阈值降噪

对肌电信号而言，降噪主要有 2 种方式，一种是硬件降噪，即通过改善传感器等信号采集设备的性能来提高信号的信噪比；另一种是通过软件的方式，小波变换就是其中的一种[90]。

小波降噪基本原理：小波阈值降噪就是通过小波变换将肌电信号进行分解，利用信号与噪声的小波系数差异（信号小波系数大于噪声小波系数），选取合适的阈值，并与小波系数做比较，小波系数大于阈值，则为肌电信号所产生，将其保留；反之则为噪声所产生，需标零去除，从而达到降噪的目的。

（1）小波基函数选择：在小波基函数的选择方面，良好的对称、紧支撑、正则以及正交性能是主要的选择标准，因此本章选择 matlab（version 2015b）工具箱中的 Symlet［通常表达为 symN（N＝2，3，…，8）］。由于 Symlet 不但具有与 dbN 一致的连续性和滤波器长度等属性，而且还具有比 dbN 更优异的对称性，这在一定程度上减少了信号在分解重构过程中的信号失真，特别是对肌电信号的降噪效果特别优秀。

在本实验中，对肌电信号使用 sym8 小波[91-92]进行 3 层分解，其中，小波滤波器长度为 16（2×8），小波函数消失矩为（N＝8）。

（2）阈值函数和阈值的选取：在阈值函数方面，本章选用肌电信号降噪效果较好的启发式阈值（heursure），其具体的函数表达如下[91,93]：

$$F_{eta} = \frac{1}{L}\left(\sum_{j-1}^{L} |x_i|^2 - L\right) \tag{3.1}$$

$$Y_{crit} = \sqrt{\frac{1}{L}\left(\frac{\ln L}{\ln 2}\right)^2} \tag{3.2}$$

其中，L 为信号长度，则阈值为 H，且满足下面表达式：

$$H = \begin{cases} \min(\sqrt{2\ln L}, \ \sqrt{sx2(N_{\min})}), & F_{eta} > Y_{crit} \\ \sqrt{2\ln L}, & F_{eta} \leqslant Y_{crit} \end{cases} \tag{3.3}$$

其中，$sx2(n) = (sort(|x|^2))n = 0, 2, \cdots, L-1$，$N_{\min}$ 为最小风险所对应值。

肌电信号降噪后的信号如图 3-5 所示：

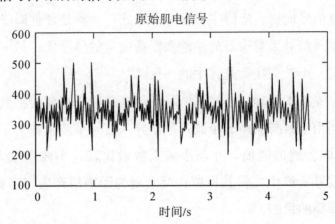

原始肌电信号

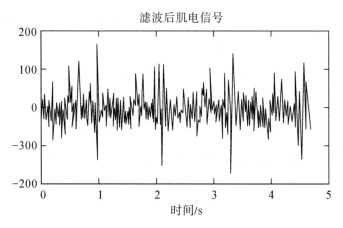

图3-5 肌电信号小波降噪对比图

3.4.2.2 标注和分析窗

（1）标注：打标签是监督学习的关键步骤，在本实验中，采用最传统，同时也是最权威的视频标签。该方法主要分为两步，即：

第一步，依据同一个脚的脚跟两次触地为节点，将步态分成一个个步态周期。

第二步，依据双脚脚尖、脚跟离地、触地，将每一个步态周期分为成5个步态相位［支撑前期（pre-stance），支撑中期（mid-stance），支撑后期（terminal stance），摆动前期（pre-swing），摆动后期（terminal swing）］[94]，具体方法见图2-6、表2-2。

第三步，将每个步态相位的时间点和肌电信号时间点对应，并在肌电信号上作相应的步态相位标注（lable）[95]。

第四步，以标注好的肌电信号进行下一步数据处理。

（2）分析窗：在进行模式识别时，开窗的选择尤为重要，这是进行特征提取的关键步骤，开窗方式的选择，开窗长度的选择等，都会影响模式识别的成绩。现在常用的有"邻近窗"和"重叠窗"两种开窗方法。

邻近窗，就是将待分析肌电信号以固定长度 L 进行分段，前一段和后一段在时间上紧密相连（图 3 - 6），将每一段信号提取特征后，在进行模型训练和分类决策，其中 t 表示信号处理延迟。由于信号处理时间较短，仅占时间窗的一小段，因此处理器在较长时间内都是空闲状态。

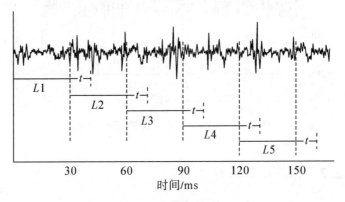

图 3 - 6　邻近窗示意图

　　针对"邻近窗"中处理器被大量闲置的情况，学者们又提出了"重叠窗"技术来充分利用处理器[50]，即：信号的下一段时间窗包含前一段时间窗中的信号（图 3 - 7），通过不间断地对信号进行分类，增加段数，以此获得更多的结果输出。如果将重叠时间段定位 Δt，则可以将"重叠窗"技术看成是以固定时间 Δt 滑动。

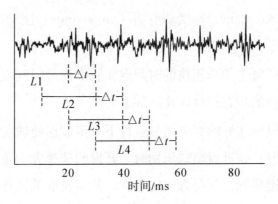

图 3 - 7　重叠窗示意图

　　由于步态周期中每个步态相位的时间较短，有的步态相位不到100 毫秒，如果步行速度加快，这个步态相位的时间会更短。再则，虽然肌电信号是非平稳信号，但在肌肉均匀用力时，在 10～20 毫秒的一段时间内具有平稳特质[96]，因此为了计算的科学性，本章选择了"重叠窗"技术，并设置了 20 毫秒作为时间窗长度，每一个时间窗都重复上一段时间窗 10 毫秒（也就是上一段时间窗的一半），来进行特征提取。

3.4.3　特征提取

特征提取的主要目的是减少原始肌电信号（raw sEMG）的维度，从而降低模式识别和分类难度，进而提高计算效率，因此，分辨度高、效率高、复杂性低的特征提取至关重要[97]。目前，在模式识别中，主要的特征提取包括时域特征、频域特征以及时频特征等 3 个类型。由于时域特征在低噪声环境中，信号分类能力优异，计算复杂度较低，因此被广泛地运用在人机交互领域[98-99]。

本章选择均方根（root mean square，RMS）和积分肌电值（integrated EMG，iEMG）两个时域特征作为输入特征。RMS 反映表面肌电信号在时间维度上的振幅变化，而 iEMG 反映经过滤、整流后肌电信号曲线的总的面积，也即反映在时间维度上，肌电信号强度的变化[99]。函数表达为公式（3.4）和公式（3.5）。

$$\text{RMS} = \sqrt{\frac{1}{N}\sum_{i=1}^{N} X_i^2} \tag{3.4}$$

$$\text{iEMG} = \sum_{i=1}^{N} |X_i| \tag{3.5}$$

其中，X_i 代表第 i 个肌电信号样本序列。$i=1, 2, \cdots, N$。N 是分析窗内采样点数量。

因此输入向量 Z 可以构建为：

$Z_i = \{\text{RMS}_{i1}, \text{iEMG}_{i1}, \text{RMS}_{i2}, \text{iEMG}_{i2}, \text{RMS}_{i3}, \text{iEMG}_{i3}, \cdots, \text{RMS}_{ij}, \text{iEMG}_{ij}\}$

其中，$i=1$，2，3，…，K，K 是分析窗内采样点数；$j=1$，2，3，…，M，M 是肌电信号采集的通道数量。

在实验中，4 块肌肉被选择来收集肌电信号，这意味着在每个时间窗中将出现 8 个特征作为输入向量。输出 P 由 5 个步态相位构成，并且输出和 5 个步态相位之间的关系可以构建为：

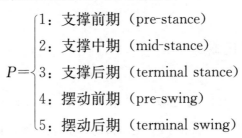

$$P=\begin{cases} 1: \text{支撑前期（pre-stance）} \\ 2: \text{支撑中期（mid-stance）} \\ 3: \text{支撑后期（terminal stance）} \\ 4: \text{摆动前期（pre-swing）} \\ 5: \text{摆动后期（terminal swing）} \end{cases}$$

3.4.4　分类模型选择和构建

在分类阶段，一般分两步：①模型训练阶段，在该阶段 BPNN、SVM 和 KNN 3 种模型被相同的数据训练，以此用作步态分类；②测试，通过测试来获得步态识别精度。对训练和测试两个阶段而言，每段肌电信号组成一个 8 维特征向量（4 个通道，每个通道包括 RMS 和 iEMG 两种特征）作为 3 种模型的输入。

3.4.4.1　BP 神经网络

（1）BP 神经网络的基本思路：BP 神经网络（back propagation neural network，BPNN）是一种由误差反向传播训练的多层前馈网络，其基本思想是采用梯度下降法，实现网络实际输出值和期望输出值的最小误差均值方差。基本过程为：①肌电信号正向顺序传播，即从输入层、隐藏层、输出层；②误差反向顺序传播，即从输出层、隐藏层、输入层，同时依次调节正向、反向各层的权重和偏置。

（2）BP 神经网络的流程：

1）网络初始化。

节点设定：输入层节点设为 n，隐藏层节点设为 l，输出层节点设为 m。

权重设定：权重 w_{ij}（输入层到隐藏层），权重 w_{jk}（隐藏层到输出层）。

偏置设置：偏置 R_j（输入层到隐藏层），偏置 S_k（隐藏层到输出层）。

学习速度：η。

激励函数：选 Sigmoid 函数为激活函数，表达为 $f(x)$。

$$f(x) = \frac{1}{1 + e^{-x}} \tag{3.6}$$

2）隐藏层输出函数。

$$H_j^{out} = f\left(\sum_{i=1}^{n} w_{ij} x_i + R_j \right) \tag{3.7}$$

3）输出层输出函数。

$$O_k^{out} = \sum_{j=1}^{L} H_j^{out} w_{jk} + S_k \tag{3.8}$$

4）误差函数。本章采用误差函数为：

$$E = \frac{1}{2} \sum_{k=1}^{m} (P_k - O_k^{out})^2 \tag{3.9}$$

其中，P_k 为期望输出。

5）权重更新函数。输入出层到隐藏层：

$$w_{ij} = w_{ij} + \eta H_j^{out}(1 - H_j^{out}) x_i \sum_{k=1}^{m} w_{jk} e_k \tag{3.10}$$

隐藏层到输出层：

$$w_{jk} = w_{jk} + \eta H_j^{out} e_k \tag{3.11}$$

6）偏置更新函数。输入层到隐藏层：

$$R_j = R_j + \eta H_j^{out}(1 - H_j^{out}) x_i \sum_{k=1}^{m} w_{jk} e_k \tag{3.12}$$

隐藏层到输出层：

$$S_k = S_k + \eta e_k \tag{3.13}$$

以上公式中，$i=1$，…，n；$j=1$，…，L；$k=1$，…，m。

（3）本实验的BPNN的基本构建：该实验构建一个3层BPNN，输入层包括8个节点（4个通道，每个通道2个特征），隐藏层节点设置为20[83]，输出层包括1个节点（5个步态相位之一），如图3-8所示。

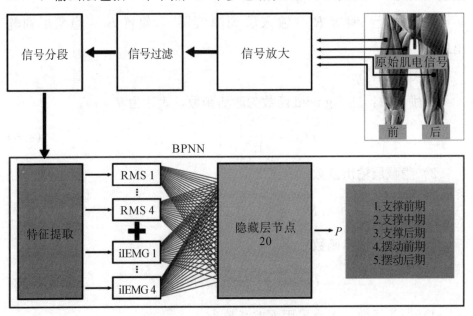

图3-8　BPNN结构示意图

3.4.4.2　支持向量机

（1）支持向量机的基本原理：支持向量机（support vector machines，SVM）是一种基于统计学的机器学习方法。该算法实质是一个二分类模型，其核心目的是寻找一个平面（超平面）来分割样本，使得超平面两侧的间隔最大，从而使问题转化成凸二次规划（convex quadratic programming）来求解。因此，SVM可以直接表达为：

$$\arg \max_{\text{boundary}} \text{margin}(\text{boundary}) \qquad (3.14)$$

其中，两类正确归类到boundary的距离≥margin。

在SVM模型中，根据样本是否线性可分，SVM也会采取不同的分类策略（扩展策略）：

样本线性可分，则构建线性可分 SVM（硬间隔最大化）；

样本线性近似可分，构建线性 SVM（软间隔最大化）；

样本线性不可分，构建非线性 SVM（核技巧、软间隔最大化）。

（2）硬间隔：硬间隔主要运用线性可分的样本。在此，首先将超平面定义为：$(w^T \vec{x_j} + d) = 0$，并设定直线 $\vec{x} = (x_1, x_2)$，则任意点 $\vec{x_j}$ 到直线的距离为 $\frac{1}{\|w\|}(w^T \vec{x_j} + d)$。将空间内训练点表达为 $(\vec{x_j}, y_j)$，其中 $y_j = \pm 1$，且 j 满足如下条件：

$$\begin{cases} w^T \vec{x_j} + d \geqslant 1, y_j = 1 \\ w^T \vec{x_j} + d \leqslant -1, y_j = -1 \end{cases} \tag{3.15}$$

则：

$$\arg \max_{w,d} \left\{ \frac{1}{\|w\|} \min_n [y_j(w^T \vec{x_j} + d)] \right\} \tag{3.16}$$

其中，$y_j(w^T \vec{x_j} + d) \geqslant 1$，$1 \leqslant j \leqslant n$（$n$ 为样本点数）。

（3）软间隔：软间隔主要运用于近似线性可分的数据。即可能会出现一些目标函数不符合公式（3.16）的约束条件，因此分析式引入常数 C 和损失函数 $l_{0/1}(z)$，且满足：

$$l_{0/1}(z) = \begin{cases} 1(z < 0) \\ 0(z \geqslant 0) \end{cases}$$

则：

$$\min_{w,d} \frac{1}{2} \|w\|^2 + C \sum_{j=1}^{m} l_{0/1}[y_j(w^T \vec{x_j} + d) - 1] \tag{3.17}$$

其中，C$\geqslant$0，当 C 取值无穷值时，所有的样本都满足约束；当 C 取有限值时，则可以有一些样本不满足约束。

（4）核函数：核函数主要针对不能线性可分的样本，以此构建非线性的 SVM，该方法关键是要选择一个合理的核函数，将向量映射到更高维的空间，使样本在此空间内线性可分。因此，设定 $\varphi(x)$ 为经映射后的特征向量，在新的特征空间中的超平面 $f(x)$ 可以表征为：

$$f(x) = w^T \varphi(x) + d \tag{3.18}$$

拉格朗日乘子：

$$w = \sum_{j=1}^{m} \lambda_j y_j \vec{x_j} \qquad (3.19)$$

$$0 = \sum_{j=1}^{m} \lambda_j y_j \qquad (3.20)$$

将公式（3.19）和公式（3.20）引入公式（3.18）中，则超平面 $f(x)$ 可以写成：

$$f(x) = \sum_{j=1}^{m} \lambda_j y_j k(x_i, x_j) + d \qquad (3.21)$$

其中，$k(x_i, x_j)$ 是核函数。常用的核函数包括：

1）线性核：

$$k(x_i, x_j) = x_i^T x_j \qquad (3.22)$$

2）多项式核：

$$k(x_i, x_j) = (x_i^T x_j + \theta)^u \qquad (3.23)$$

其中，u 为多项式次数，且 $u \geqslant 1$。

3）高斯核：

$$k(x_i, x_j) = \exp\left(-\frac{\|x_i - x_j\|^2}{2\sigma^2}\right) \qquad (3.24)$$

其中，σ 为高斯核带宽，且 $\sigma > 0$。

Oskoei 等[100]运用 library 优化的支持向量机（LIB-SVM）对线性不可分割数据的良好分类结果。鉴于肌电信号的信号特征，以及 SVM 对分类数据大小的良好适应性和鲁棒性[100-101]，本章采用高斯径向基函数（RBF）建立支持向量机模型。

3.4.4.3 K 近邻算法

K 近邻算法（K-nearest neighbor，KNN）分类技术中最简单的方法之一。KNN 的核心思想是，如果一个样本的 K 个最近邻样本大部分属于特征空间中的一个类别，那么该样本也属于该类别，也具有该类型样本的特征。

即：当输入训练集 Z，

$$Z = \{(x_1, y_1), (x_2, y_2), \cdots, (x_m, y_m)\} \tag{3.25}$$

其中，$x_i \in x \subseteq q^m$ 为特征向量，$y_i \in y = \{p_1, p_2, \cdots, p_k\}$ 为相应的类别，$i = 1, 2, \cdots, m$。

则，输出为 x 的类别 y，且：

①依据给定的距离，在训练集 Z 中找出与 x 最邻近的 k 个点，将包括这些点的范围标记为 $M_k(x)$。

②在 $M_k(x)$ 中根据分类决策归类 x 的类别 y，即：

$$y = \arg \max_{cj} \sum_{x_i \in N_k(x)} i(y_j = p_j) \tag{3.26}$$

其中，$i=1, 2, \cdots, m$；$j=1, 2, \cdots, k$，i 为指示函数，即：如果 $y_i = p_i$，则 $i=1$；如果 $y_i \neq p_i$，则 $i=0$。

欧氏距离表达为：

$$d_{Euclidean}(x, y) = \sqrt{\sum_{i=1}^{m} (x_i - y_i)^2} \tag{3.27}$$

其中，m 是样本数量。

尽管 KNN 方法简单，但它在各类分类问题中表现优异[97,102]。在本研究中的特征空间中使用欧几里得距离（Euclidean Distance）来评估哪些 k 训练样本相隔最近[102]。由于每个受试者在每次试验中都进行了 50 次步态循环，并且比较了几个 k 值（从 2 到 10），为了兼顾良好的分类性能和效率，最后选择 $k=5$ 作为 k 值。

3.4.5　数据分析

为了研究负重差异对步态识别的影响，当被试在 3 种速度下，背负 4 种不同负重进行负重行走时，肌电信号（sEMG）被采集，并被用来训练 BPNN 模型。每个被试者执行 12 个实验（3×4），总共 120 个实验，即：3（速度）×4（负重）×10（被试）。BPNN 模型的输入为 4 块肌肉的肌电信号的 RMS 和 iEMG 特征，输出为 5 个步态相位。

在每个实验中，任意 80％的数据被选择作为 BPNN 模型的训练集，其余的 20％作为测试集[83,101]。每个实验中，5 个步态相位识别的准确率被单独获得，将这 5 个相位准确率的平均值作为这个实验的步态识别的总的识别率。作为对比，SVM 和 KNNs 模型也被选来处理相同的数据。

单变量方差分析（univariate analysis of variance，UNIANOVA）被用力来分析负重差异和速度差异对步态识别的影响。如果影响显著，再进行最小显著性差异事后检验（least significance difference，LSD），以充分探索各个因素之间的影响。对于本次实验的所有数据，本章选用 SPSS version 24.0 for mac（SPSS Inc.，USA）进行数据分析，并且将统计显著性设为 $p < 0.05$。

3.5　实验结果

来自 10 个被试者，每个被试者 4 块肌肉的肌电信号被完全处理。其中一个被试在背负 L20（20％自身体重），步行速度为 v_5（5 km/h）条件下，截取 2 秒时长的原始肌电信号、均方根和积分肌电值显示如图 3-9。从该图可以看出，在一个完整的步态周期中，4 块肌肉扮演作不同的作用，阔筋膜张肌和半腱肌是在支持相位起主要作用，而长收肌和股内侧肌则是在摆动相起主要作用。

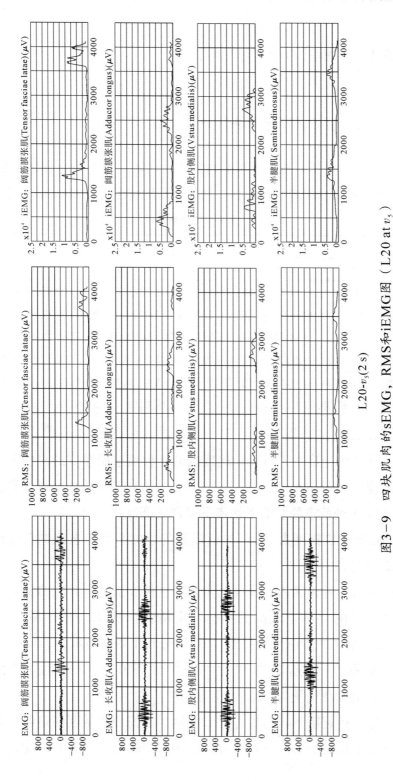

L20-v_5(2 s)

图 3−9　四块肌肉的sEMG，RMS和iEMG图（L20 at v_5）

3.5.1　负重差异对步态识别的影响

3.5.1.1　准确率描述和统计分析

在每一种速度下，根据 4 种不同的负重训练 4 个不同的 BPNN 模型，总共 12 个模型所获得各自步态相位精度、平均精度等，如表 3-6 所示。

表 3-6　步态识别准确率（%）

| 速度 | v_3 | | | | v_5 | | | | v_7 | | | |
负重	L0	L20	L30	L40	L0	L20	L30	L40	L0	L20	L30	L40
支撑前期	89.25	96.00	84.81	80.89	97.69	96.61	86.33	83.57	92.21	90.35	94.39	89.51
支撑中期	98.71	90.40	98.25	87.18	94.67	99.14	99.49	98.17	99.35	99.03	98.17	98.52
支撑后期	91.53	95.18	95.65	88.47	86.84	95.27	95.50	91.71	89.57	88.22	86.07	88.51
摆动前期	80.11	72.69	88.00	86.61	97.00	98.14	92.71	95.58	94.57	92.24	89.86	94.29
摆动后期	94.55	88.73	92.99	72.10	98.90	98.63	92.07	86.87	97.42	98.41	92.71	80.18
步态识别率	90.83	88.60	91.94	83.05	95.02	97.56	93.22	91.18	94.62	93.65	92.24	89.70
总体平均值	88.61				94.25				92.55			

（1）在 3 种速度下，每一种速度内的 4 种负重所对应的总的平均步态识别精度（total average recognition accuracy）都有很大的差异。在速度 v_5 时，4 种负重的总的平均步态识别精度最高（94.25%）、其次是 v_7，总的步态识别精度为 92.55%、最低的总的平均步态识别精度出现在 v_3（88.61%）。

（2）在每一种速度内，最高的步态识别精度出现所对应的负重也有较大的差异。在 v_3 时，最高的步态识别精度（91.94%）出现在 L30；而在 v_5 时，最高的步态识别精度（97.56%）出现在负重为 L20 时（这也是 4 种负重，3 种速度共 12 个实验中最高值）；在 v_7 时，最高值（94.62%）出现在负重为 L0（无负重）时。

（3）在 3 种速度下，当负重为 L40 时，步态识别精度都是各自速度内步态识别率最低的（分别为：83.05% at v_3，91.18% at v_5 和

89.70% at v_7)。

单变量方差分析（UNIANOVA）显示：当负重在 L0、L20、L30 和 L40 范围时，负重差异对步态识别有显著影响（$p<0.05$），速度差异也对步态识别有显著影响（$p<0.05$）如图 3-10；更进一步，LSD 事后检验显示 L40 和其他 3 种负重（L0、L20、L30）之间有显著的不同，但是其他 3 种负重（L0、L20、L30）之间并没有显著的不同（图 3-11）。但是当负重在 L0、L20、L30 范围时，负重差异对步态识别没有显著差异（$p>0.05$）（图 3-12）。

主体间效应检验

因变量：Acuracy

源	Ⅲ类平方和	自由度	均方	F	显著性
修正模型	127.24 7[a]	5	25.449	6.804	0.018
截距	101 128.716	1	101 128.716	27 038.418	0.000
load	60.238	3	20.079	5.369	0.039
Velocity	67.009	2	33.505	8.958	0.016
误差	22.441	6	3.740		
总计	101 278.404	12			
修正后总计	149.688	11			

a. R 方＝0.850（调整后 R 方＝0.725）。

图 3-10　4 种不同负重的主效应分析图

多重比较

因变量：Acuracy

LSD

(I) load	(J) load	平均值差值（I−J）	标准误差	显著性	95%置信区间 下限	95%置信区间 上限
0	20	0.2200	1.57907	0.894	−3.6438	4.0838
	30	1.0233	1.57907	0.541	−2.8405	4.8872
	40	5.5133*	1.57907	0.013	1.6495	9.3772

续表

(I) load	(J) load	平均值差值（I−J）	标准误差	显著性	95%置信区间 下限	95%置信区间 上限
20	0	−0.2200	1.57 907	0.894	−4.0838	3.6438
	30	0.8033	1.57907	0.629	−3.0605	4.6672
	40	5.2933*	1.57907	0.015	1.4295	9.1572
30	0	−1.0233	1.57907	0.541	−4.8872	2.8405
	20	−0.8033	1.57907	0.629	−4.6672	3.0605
	40	4.4900*	1.57907	0.029	0.6262	8.353 8
40	0	−5.5133*	1.57907	0.013	−9.3772	−1.6495
	20	−5.2933*	1.57907	0.015	−9.1572	−1.4295
	30	−4.4900*	1.57907	0.029	−8.3538	−0.6262

基于实测平均值。

误差项是均方（误差）=3.740。

* 平均值差值的显著性水平为 0.05。

图 3-11　4 种不同负重的 LSD 事后分析图

主体间效应检验

因变量：Acuracy

源	Ⅲ类平方和	自由度	均方	F	显著性
修正模型	37.269[a]	4	9.317	2.270	0.223
截距	77 967.531	1	77 967.531	18 993.951	0.000
load	1.741	2	0.870	0.212	0.817
Velocity	35.528	2	17.764	4.328	0.100
误差	16.419	4	4.105		
总计	78 021.219	9			
修正后总计	53.688	8			

a. R 方=0.694（调整后 R 方=0.388）。

图 3-12　3 种不同负重的主效应分析图

3.5.1.2 不同算法结果对比

作为对比，除了 BPNN 算法外，本实验还引入 SVM 和 KNN 来训练相同的数据〔其中，SVM 选用高斯径向基函数（RBF）建立模型；KNN 的特征空间使用欧几里得距离（Euclidean Distance），且 $k=5$〕，计算结果如图 3-13。总体而言，BPNN 是 3 种算法中效果最好的，其次是 KNN，最差是 SVM。再则，对所有的实验而言，发现 3 种算法所得的结果有相同的步态识别趋势。

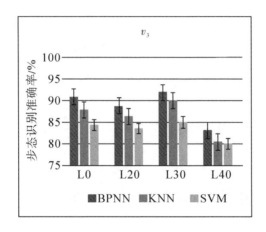

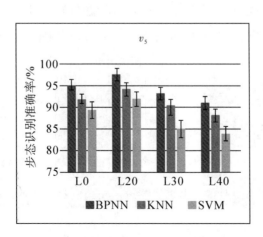

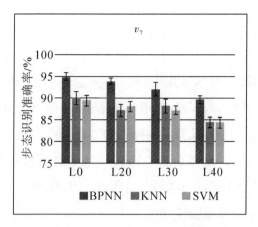

图 3-13　3 种算法结果比较

其次，UNIANOVA 显示 KNN 和 SVM 的计算结果也能得到同样的结论：负重差异对步态识别精度有显著的影响（KNN：$p < 0.05$；SVM：$p < 0.05$）。

3.5.2　含混矩阵结果评估

3.5.2.1　含混矩阵结果描述

在每一种速度下，将 4 种负重下的数据分别用来作 BPNN 模型的训练数据和测试数据，得到 16 个结果（4*4），如图 3-14 所示。

测试负重

	L0	L20	L30	L40
L0	90.83	58.84	77.13	67.45
L20	52.78	88.60	53.62	64.87
L30	82.50	54.81	91.84	62.96
L40	61.99	71.94	69.36	83.05

v_3

测试负重

	L0	L20	L30	L40
L0	95.02	87.14	33.23	66.70
L20	83.61	97.56	65.93	67.00
L30	68.73	68.68	93.22	74.72
L40	67.92	67.37	74.37	91.18

v_5

测试负重

	L0	L20	L30	L40
L0	94.62	77.64	73.82	77.19
L20	79.34	93.65	62.75	66.48
L30	72.24	71.44	92.24	73.40
L40	69.15	72.26	67.83	89.70

v_7

（训练负重）

图 3-14　含混矩阵结果

在这 3 个含混矩阵中，每一个数据点代表训练数据和测试数据来自指定负重条件下的一个步态识别率（相同条件下，所有被试）。在每一个含混矩阵中，纵轴代表训练负重，水平轴代表测试负重。用矩阵内色彩的明度来表示步态识别率的高低，底色越白，步态识别率越高，反之越低。

对角线上的数据来自组内负重（训练数据和测试数据都来自相同的负重条件），而其他数据则来自组间负重（训练数据集和测试数据集都来自不同的负重条件）。T-test 显示组内负重的步态识别精度和组间负重的步态识别精度有显著的差异（$p<0.05$）。这意味着负重差异对步态识别有显著的影响，例如：在 v_5 条件下，当以 L20 条件下的数据作训练集，以 L0、L20、L30 和 L40 负重条件下的数据作测试集时，其步态识别率具有很大的差异，分别为 83.61%、97.56%、65.93% 和 67.00%。与此相似，在 v_3、v_7 速度下，其他负重条件下也得到了相似的结果。在速度 v_3 时，当训练集数据来自 L20，而测试集数据来自 L0、L30 时，步态识别率最低（分别是 L20 - L0：52.78% 和 L20 - L30：53.62%）；而在 v_5 时，最差的值为 L20 - L30，L0 - L30（分别是 65.93%、66.23%）；至于 v_7，最差的值为 L20 - L30，L20 - L40（分别为 62.75%、66.48%）。（L20 - L0，前者是训练集，后者是测试集，以此类推）。

3.5.2.2　含混矩阵统计分析

3 个含混矩阵的统计结果如表 3 - 7 所示，包括组内负重精度（训练集和测试集负重相同时的精度）、组间负重精度（训练集和测试集负重不同时的精度）和所有负重精度（全混在一起时的精度，组内＋组间），并且表达方式为平均值±标准差。组内负重下，总的步态识别率为 91.81%，但是所有负重（组内＋组间）条件下，总的步态识别率却下降为 75.02%，出现了极大的降低。最低值出现在组间负重条件下，步态识别率仅为 69.42%。

表 3-7   含混矩阵统计分析

（平均值±标准差，%）

负重精度	v_3	v_5	v_7	平均
组内负重精度	88.61±3.96	94.25±2.71	92.56±2.14	91.81±3.69
组间负重精度	65.11±9.30	71.20±7.47	71.96±4.86	69.42±7.86
所有负重精度	70.98±13.30	76.96±12.19	77.11±10.15	75.02±12.05

从表中可以明显地看到，速度差异对步态识别率也有显著的影响，例如，在速度 v_3 时，总的平均步态识别率为 70.98%，这与 v_5（76.96%）和 v_7（77.11%）有显著的差异。

3.5.3   混合负重结果评估

为了研究来自部分负重（不完全的负重种类）的数据对步态识别的影响，在每种速度下，本实验构建了 15 个模型作为对比。即：将每一种速度下的所有数据（4 种负重条件）混到一起作为一个测试集 [group（group3 at v_3，group5 at v_5，group7 at v_7）]，并且任意自由组合来自 4 种负重的肌电信号作为训练集，也就是总共获得了 15 个不同的训练集，即：训练集包含一种负重的有 4 种可能，包含 2 种负重的有 6 种可能，包含 3 种负重的有 4 种可能，包含 4 种负重的有 1 种可能。每一种训练集的单个步态识别精度和同一类训练集的平均步态识别精度，如图 3-15 所示。同一类训练集也就是训练集数据来自相同种数量负重，即：1 种负重，2 种负重，3 种负重，4 种负重。

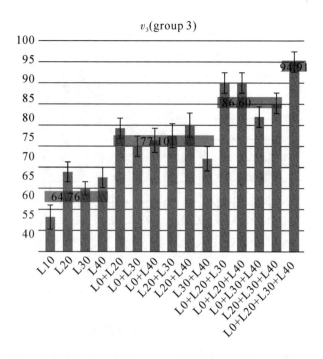

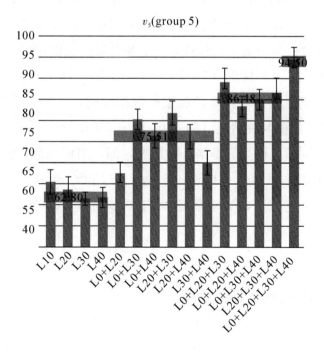

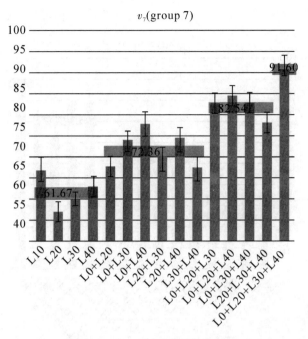

图 3-15　混合负重结果评估

图 3-15 显示，在同一种速度下，当测试集中只包括来自一种负重的数据集时，平均步态识别率最低（64.76% at v_3，62.80% at v_5，61.67% at v_7）；当测试集中包括来自 2 种负重的数据集时，平均步态识别率显著高于前一种情况（77.10% at v_3，75.51% at v_5，72.36% at v_7）；当测试集中包括来自 3 种负重的数据集时，平均步态识别率更加出色，且高于前面两种情况（86.60% at v_3，86.48% at v_5，82.54% at v_7）；步态识别精度最高的是第 4 种情况，即：当训练集数据来自所有 4 种负重（94.91% at v_3，94.50% at v_5，91.60% at v_7）。这些结果表明，在相同的速度下，当训练集来自更多的负重种类，步态识别率更高。

3.6　实验分析和讨论

本章研究了基于 sEMG 信号的负重差异对步态识别精度的影响。以此研究为基础，讨论以肌电信号为控制信号的外骨骼（或假体）控制系统，经来自于单个负重（或者部分负重）条件下的肌电信号训练后，是否仍然能实用于多负重应用需求的环境。

3.6.1　负重差异对步态识别显著影响的原因分析

如表 3-6 所示，在每一种速度下，步态识别的准确率因负重差异而表现出显著的波动（分别为 v_3：91.94%～83.05%；v_5：97.56%～91.18%；v_7：94.62%～89.70%）。负重与肌肉活动程度紧密相关[103]，负重越重，肌肉活动越剧烈，肌肉在实验中就越容易疲劳，这就更容易导致不稳定和劣质的肌电信号，从而显著减少基于肌电信号的步态识别准确率[82,97,104]。再则，当人们在步行时，由于惯性，负重越重，负重对人体产生的向前和侧向的拉力越大，这同样增加了步态的不稳定性，相应地减少了步态识别准确率[105]。本研究同样显示当负重差异在 L0、L20、L30、L40 范围时，负重差异对步态识别有显著的影响（$p < 0.05$），但是当负重差异只在 L0、L20、L30 范围时，负重差异对步态识别的影响并不显著（$p > 0.05$）。一个可能的原因是在负重上存在一个阈值[106]，当负重低于这个阈值，肌肉能通过自我补偿和自我保护维持步态、肌电信号稳定[88,105]，然而当负重高于阈值时，由于负重过重，恶化了步态和肌电信号的稳定性，最终导致步态识别率的显著降低。

为了证实这个结论，本实验还引入 KNN 和 SVM 两种算法来处理相同的数据，其结果如图 3-13 所示，虽然 KNN 和 SVM 算法所得的结果不如 BPNN 的好，但是这个结论"负重差异对步态识别有显著影响"仍然能清楚地获得，这说明这个结论是由负重引起的，而非算法。

3.6.2　实时环境中基于肌电的下肢外骨骼控制系统有效性分析

为了测试一个外骨骼，在多负重需求的实时环境中是否依然有效，一个可靠的方法就是当训练负重和测试负重并不相同时（组间负重）[13]，检测其控制系统（以肌电信号为控制信号）是否仍然有效。表 3-7 显示，在每一种速度下，当 BPNN 模型的训练数据和测试数据来自相同的负重条件时（组内负重），步态识别率要远远优于训练数据和测试数据来自不同的负重条件时（组间负重）时的步态识别率（分别为 88.60%～65.11% at v_3；94.25%～71.20% at v_5；92.56%～71.96% at v_7；total 91.81%～69.42%）。这进一步确定了负重差异对基于肌电信号的步态识别率有显著的影响。因此，可以很肯定地认为，在多负重需求的应用中，单个负重（部分）训练的外骨骼（或假体）控制系统是不够的。

3.6.3　在负重层面上提高步态识别的方法探讨

此外，为了进一步研究在实时环境中，负重差异对步态识别率的影响，并讨论在负重层面上提高步态识别率的可能性和方法。本章将每种速度下的 4 个负重环境中的所有数据混合作为测试集，来模拟无限变化的负载环境，并将来自 4 种负重的数据随机组合成 15 个数据集作为训练集，来模拟人们在实时环境中可能面临的负重可能。在 3 种不同速度下，实验结果显示了相同的结论：当训练数据来自更多类型的负重时，步态识别率更高，如图 3-15 所示。同时，统计分析表明，训练集中的负重种类数对步态识别的准确率有极其显著的影响（$p < 0.001$），这意味着：通过增加训练集中负重的种类是提高步态识别率的有效途径。

3.6.4　速度对步态识别的影响分析

在研究中，实验数据显示速度对步态识别率也有显著的影响，如表 3-6 所示：在 v_5 时，总的平均步态识别率是最高的（94.25%），紧接着 v_7 时的 92.55%，最低是 v_3 时的 88.61%。这结果和 M. M. De Rossi 等[59]的研究一致，他们的研究显示，速度较快时的步态识别成绩要好于速度较慢时的步态识别率。其他学者也研究了速度对步态的影响，R. H. Gabel[107]分析了速度和肌电信号特征之间的关系，并且得出：以人们日常生活中最常用的速度步行，可以获得较为理想的肌电信号。M. P. Kadaba[108]认为正常、舒适的步行速度有利于提高步态周期中肌电信号的可重复性和节奏，这也能在一定程度上解释为什么步态识别率在 v_5 时是最高的（94.25%），因为 v_5（5 km/h）是人们日常生活中使用频率最高的步速。至于为什么步态识别率在 v_3 时最低，一个可能的原因是 v_3 远低于日常生活中的正常速度，由于速度慢，被试者在实验中处于一种很自由放松的状态，因此，即使跑步机以 v_3 的速度匀速运行，但是被试者的速度仍然出现了较大的波动，步幅不能维持稳定，因此，肌肉活动出现了较大的差异[109]，被测肌肉的肌肉力不能维持理想的等距状态[110]，神经系统活动也不稳定[83]，这些因素综合导致了一个糟糕的步态识别率。和 v_3 比起来，人们在跑步机上以 v_7 的速度步行时，更容易维持恒定的速度和步幅，所以在 v_7 时其肌肉和肌电信号有更好的稳定性，这可能就是为什么在 v_7 时的步态识别率要高于 v_3 时的步态识别率。另外，v_7 的速度比 v_3 和 v_5 快，所以在相同的实验条件下，v_7速度下的肌肉更容易疲劳[111]，这也降低了 v_7 速度下的步态识别率。

但是，本实验也有一些不足。首先，选择的被试都是健康人体，而实验研究的目标人群是中风患者和下肢偏瘫患者。其次，实验只选择了男性作为被试，没有考虑性别和年龄因素，而这两个因素的确对肌肉活动[112-113]和步态参数有显著的影响[114-115]。因此，接下来的研究主要集中如下两个方面：其一，被试者尽量选择下肢外骨骼的真正使用人群；其二，将考虑被试者的多样性，即不同年龄、性别、地区、种族的被试者将纳入实验，来提高下肢外骨骼控制系统在实时环境中的有用性。

3.7　本章小结

本章主要揭示了负重差异对步态识别率有显著的影响，同时，还发现当 BPNN 模型中的训练集和测试集来自组内负重（intra-load）时，步态识别率更高，与之相反，训练集和测试集来自组间时（inter-loads），步态识别率更低。再则，任意组合来自 4 种负重的数据来模仿下肢外骨骼在实时环境中会遇到的负重可能（每种速度下）。结果显示，当 BPNN 模型中包含了更多的负重类型，则步态识别率就越高，这意味着在单个（部分）负重环境中训练的下肢外骨骼控制系统，在面对多负重需求的实时环境中不会有好的发挥，并且总结出在负重层面上提高步态识别率的方法是增加训练集种的负重种类。这一研究结果不仅对下肢外骨骼或人体假肢的肌电引导方面有帮助，而且也补充说明了负重对步行过程中肌肉变异程度的加深，不仅与行走速度有关，而且受性别和年龄的影响。

第 4 章　基于肌电图像和 CNN 的负重方式差异对步态识别的影响研究

4.1　引言

本章是前一章的继续，和其主要区别在于研究目标、分析对象的不同，所运用的算法和数据处理方式有一定的差异。而在实验设备、实验设计和过程、数据收集和处理，以及分析变量等方面，都和前一章有许多共同之处。

在日常生活中，和负重相关的变量除了负重质量外，还有就是负重方式，人们常用的负重方式一般有 3 种：背负方式（backpack，用 S_{BP} 表示），跨肩（cross-shoulder，用 S_{CS} 表示），直肩（straight-shoulder，用 S_{SS} 表示）。因此，在研究实施环境中的外界因素对步态识别的影响方面，负重方式是一个极其重要的变量，通过研究负重方式对步态识别的影响，对基于肌电信号控制的下肢外骨骼和人体假肢的实时运用开发具有重要的意义。

在当前的基于肌电信号的步态识别研究中，多运用解剖学知识，精确定位相关肌肉，然后采用稀疏肌电、特征提取，然后分类的方法。随着深度学习，卷积神经网络的兴起，在肌电信号研究方面，一些学者运用高密度肌电，通过深度学习来处理也取得了一定的成功。但是对稀疏肌电而言，不少学者认为由于数据量较小，而没有尝试采用深度学习，但是这并不代表没有研究的意义。因此，本章在数据处理方面的思路为：将稀疏肌电转化成图片，然后运用深度学习，运用其在图像处理方面的优势，采用图像处理的方式来处理，并与传统的分类方法进行对比，从而完成实验的研究目标和内容。

4.2　研究目的和思路

负重方式的差异也是人们在实时环境中经常遇到，可能会影响步态识别准确性的重要变量。在实验室中常规的步态实验中，训练数据通常是在固定负重方式下获取。并且，所选用来进行步态识别的训练策略有能力去识别负重方式。但在实时环境中，人们日常所采用的负重方式是随机的，这与实验室条件下的负重方式有显著的差异。许多学者已经进行了大量的实验来探讨负重方式的差异对步态特征和参数的影响。例如：Abaraogu U O 等[116]通过实验分析成年人在相同负重情况下，单肩包和双肩包对其步态相位的影响，以及他们对疲劳的感知。他们认为，在实验开始的一瞬间，这两种负重方式都不会影响他们的步态相位，但是却能增加他们对疲劳的感知。Dahl K D 等[88]在实验中对比了传统双肩背包和非传统的 T 背包（Back T pack），最终揭示出使用非传统 T 背包的被试者在实验中能获得更加正常的站姿和步态模式。Pascoe D D 等[89]通过调查学生的不同负重方式的书包对其步态运动学的影响，发现在正常的负重下，相对于两个肩带的书包而言，一个肩带的书包能显著地改变步态和姿势。尽管有了这些和负重相关的步态特征、力学等研究，但是很少有学者将注意力集中在基于肌电信号的负重方式差异对步态识别准确率的影响研究，因此这一范围仍然处于未知。

至于算法，如反向传播神经网络（BPNN）[83]、支持向量机（SVM）[53]、线性判别式分析法（LDA）[51]等，这些算法常常被用来结合人工提取特征进行步态识别。由于这些人工特征提取常常会遗失掉一部分特征[117]，从而导致分类结果并不令人满意。

近年来，卷积神经网络（convolutional neural network，CNN）在计算机视觉[118]、图像处理[119]、语音识别[120]等领域取得了巨大的成果。后来，一些学者又成功地把 CNN 运用到肌电信号（EMG）处理[117,121]。例如，Park 和 Lee[117]运用 CNN 模型来学习基于肌电信号的 6 个手势特征，并用 SVM 处理相同的数据并进行对比，结果发现 CNN 的分类成绩比 SVM 好得多；Atzori 等[121]运用一个仅有简单构建的 CNN 来给不同的手势进行分类，并用其他经典的分类方法做对比，其最终结果发现，即使是简单构建的 CNN，其分类成绩也比 SVM、KNN、LDA 3 种方法优异很多。

受到肌电地图[122-123]和肌电地形学[124-125]两个概念在基于肌电信号的模式识别领域成功运用的启迪，再加上 CNN 在图像处理方面的优势，一些学者尝试将高密度肌电信号（high-density sEMG，HD-sEMG）转化成灰度图，这样，基于肌电信号的模式识别就很自然地转换成图形分类。自然而然，就可以运用图像分类器来处理灰阶图片进行模式识别和分类。Geng W 等[126]在实验中运用 128 通道，以 1 000 Hz 采样率采集高密度肌电信号（HD-sEMG），并将其转化成灰阶图像，进行 8 个手势的模式识别，当灰阶图像按 1 帧的宽度分割（即每张图片 128×1 个神经元），并以此来训练深度卷积神经网络模型时，模型识别的准确率为89.3%，当灰阶图像按 40 帧的宽度分割时（即每张图片 128×40 个神经元），最终获得了高达 99% 的识别精度。基于相同的思路，Yu Du 等[127]在实验中采集了不同手势的二维阵列（8×16）的高密度肌电信号构成肌电图（HD-sEMG），并构建了一个基于适应结构的 8 层卷积神经网络，通过逐帧训练模型来识别手势，该模型在处理基于 KNN、SVM、LDA 等分类方法的数据集时，无论是在组间还是组内，都获得了比其他传统分类方法更好的分类结果。

在已有文献中，对于用肌电图像来进行模式识别的运用主要集中在用高密度肌电信号进行手势识别。至于将稀疏肌电信号（sparse multichannel sEMG，SMC-sEMG）（需要精确的解剖定位）转化成肌电图像，用来进行步态识别的研究，还没发现有学者进行相关的探讨。鉴于肌电图像不会像手工特征提取那样丢失肌电信号本身固有的特征[128]；再则，稀疏肌电信号（SMC-sEMG）也能像高密度肌电信号（HD-sEMG）那样被转换成稀疏肌电信号图像。因此，研究基于稀疏肌电图像和 CNN 的步态识别研究就具有一定的合理性和科学性。

为了证明这个想法，本章设计了一个 15 个被试者参与的实验，每一个被试者以 3 种负重方式（S_{BP}，S_{CS}，S_{SS}，）背负 20％体重的重物[129]，在跑步机上以 3 种速度（v_3、v_5、v_7 分别为 3 km/h、5 km/h、7 km/h）匀速前进，同时采集大腿四块肌肉的 SMC-sEMG（图 4-1），将采集到的肌电信号转化成肌电信号图像，再输入 CNN 中进行模型训练，进行步态识别。用 SPSS 来处理这些步态识别数据，分析负重方式差异对步态识别的影响。同时本章也用传统的分类方法 SVM 和 PNN 来处理相同的数据进行对比，并研究组内负重差异和组间负重差异的区别。再模仿实时环境中的负重差异，以此研究：

（1）负重方式差异是否对步态识别有显著的影响。

（2）是否可以用 CNN 来处理稀疏肌电图像（SMC-sEMG image），并能在步态识别中取得好的成绩。

（3）在单个（部分）负重方式环境下所获得的肌电信号，以此来训练的下肢外骨骼肌电控制系统，在多负重方式需求的条件下是否能有效地工作。

4.3　卷积神经网络

卷积神经网络（CNN）是 BPNN 算法的一种改进，是深度学习中非常重要，且运用较广的一种算法。CNN 采用了和 BPNN 一样的输出前向传播，误差反向传播。两者最大的不同就是 BPNN 各层之间是神经单元全连接，而 CNN 则只是部分连接，从而大大降低模型参数规模。其核心思想是局部区域感知、权重共享以及降采样，使神经网络具有比较稳定的尺度、缩放，以及位移和非线性形变，从而实现网络简化。

4.3.1　卷积层

卷积层的目的就是通过卷积运算，使原始信号噪声降低，且特征增强，其主要执行策略就是局部感知和权重共享。①局部感知运用了图像上相邻像素之间关系较为紧密，而不相邻像素之间的相关性较弱的原理，致使神经元只需与上一层部分神经单元连接（即，局部而非全局），CNN 就能在更高层综合这些局部神经元而得全局信息。②权重共享也就是一组连接共享同一个权重。CNN 的每一层都由多个 map（局部区域）构成，每个 map 包括多个神经元，这些神经元共用一个卷积核，即：同一 map 的所有神经元具有相同的权重。

在网络初始化时指定 map 个数，卷积层 map 大小则由上一层 map 大小、积核大小和步幅共同决定，如：上一层（如第一层）map 为 $a_1 \times b_1$，卷积核为 $c_1 \times d_1$，步幅 $s = 1$，则本层（第二层）map 为 $(a_1 - c_1 + 1) \times (b_1 - d_1 + 1)$。因此，卷积层 l 的 map 大小 (a_l, b_l) 可以泛化表示为：

$$a_l = \left(\frac{a_{l-1} - c_{l-1} + 2p}{s + 1} \right) \quad (4.1)$$

$$b_l = \left(\frac{b_{l-1} - d_{l-1} + 2p}{s + 1} \right) \quad (4.2)$$

其中，a_l，b_l 是卷积后特征的宽度和高度，s 是步长，p 是在原始图像周围的补 0（zero padding）。卷积的数学公式为[130]：

$$P_{m,n} = f\left(\sum_{i=0}^{I-1} \sum_{j=0}^{J-1} w_{i,j} x_{m+i,n+j} + b \right) \quad (4.3)$$

其中，$P_{m,n}$ 表示特征图（feature map）的第 m 行第 n 列元素，$x_{m,n}$ 表示图像第 m 行第 n 列元素，$w_{i,j}$ 表示 $I \times J$ 卷积核，b 表示 filter 的偏置。

4.3.2　降采样层

降采样是在卷积层后，利用同一图像不同局部相关的原理来进行子抽样，以保证保留有用信息，不出现过拟合，同时可以大幅减少数据处理，增强模型的容错性。

输入数据在经卷积后，其特征向量的维度非常大，因此，在做最后分类前需要将其降维处理，即：降采样，使用对应位置的最大值（max pooling）、求和、平均值（average pooling）以及随机值等，得到维度较小的新特征，而且输出深度仍然为特征图数（维持不变），且不经反向传播修改。该层的主要作用包括降维、扩大感知野、实现不变性（平移、旋转、尺度），以及非线性。尺度为 $a_1 \times a_2$ 的降采样数学公式为[77]：

$$P_{mn} = \frac{1}{a_1\,a_2} \sum_{j=0}^{a_2-1} \sum_{i=0}^{a_1-1} x_{m \times a_1 + i, n \times a_2 + j} \qquad (4.4)$$

其中，P 为降采样后的输出值，x 为降采样层的输入向量。

4.3.3　全连接层

在常规的 CNN 网络中，一般包含多层卷积层与全连接层。经数个卷积和池化层后，CNN 结构一般会跟全连接层，用以综合前面层次的局部信息来感知全局。

全连接层中的所有神经单元都与相邻前一层的各个神经单元完全连接（这与卷积层和降采样层不同），将最后一个全连接层的输出值，根据具体任务选用 softmax 或者其他分类器进行分类。第 l 层全连接的数学表达公式为[131]：

$$y^l\,(j) = f\Big[\sum_{i=1}^{n} y^{l-1}(i)w^l(i) + b^l(j)\Big] \qquad (4.5)$$

其中，f 是激活函数，l 表示当前层数，$w^l(i)$ 是 $l-1$ 层到 l 层神经元的连接权值，$b^l(j)$ 为当前 l 层神经元 j 的偏置。

4.4　实验原型

4.4.1　实验设计和过程

本实验是上一章实验的继续，主要差异是实验目的不同（S_{BP}、S_{CS}、S_{SS} 三种负重方式对步态识别准确率的影响），因此实验的设备器材、环境条件、前期准备、实验程序，以及各种实验设备（包括肌电传感器、编码器、摄像头和电脑）的连接方式如图 4-1 所示：

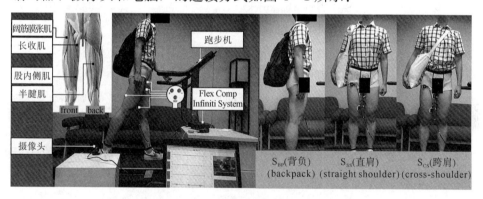

图 4-1　3 种负重方式和设备连接

实验的前期准备和过程操作等相关知识与第 3 章"3.3 实验原型和流程"一致，具体包括：

（1）仪器：设备的选用、链接、信号的调节。

（2）被试者的身体健康要求：不能有神经和骨骼等方面的疾病。

（3）被试者穿着要求：白色底鞋子和短裤。

（4）实验前要求：不能参与可能引起疲劳的体力运动。

（5）实验前准备：熟悉设备，明白实验目的和要求。

（6）肌肉选择：选择阔筋膜张肌、长收肌、股内侧肌肉、半腱肌。

（7）设备的链接：刮毛发、乙醇清洁、电极位置标记、导线固定。

（8）实验过程的处理，信号的收集。

（9）实验中的注意事项及相关的保障措施。

（10）实验后的数据处理。

（11）肩带调节：调节背包背带，让负重置于腰部的臀部上方[88]，并且用同样的方法调整其他两种背负方式的肩带长度，以使 3 种负重方式的负重处于同一高度。

表 4-1　不同背负方式实验

速度	负重方式	实验
v_3	S_{BP}：背负（backpack）	实验 1
	S_{SS}：直肩（straight shoulder）	实验 2
	S_{CS}：跨肩（cross-shoulder）	实验 3
v_5	S_{BP}：背负（backpack）	实验 4
	S_{SS}：直肩（straight shoulder）	实验 5
	S_{CS}：跨肩（cross-shoulder）	实验 6
v_7	S_{BP}：背负（backpack）	实验 7
	S_{SS}：直肩（straight shoulder）	实验 8
	S_{CS}：跨肩（cross-shoulder）	实验 9

本实验邀请 15 个在校研究生（男）作为实验被试者［平均值±标准差：年龄＝（26±2）岁，身高＝（172.2±5.4）cm，体重＝（64.1±4.2）kg］。每个被试者背负的重量（重物＋背包）为体重的 20%，以 3 种负重方式（S_{BP}、S_{CS}、S_{SS}），3 种速度（v_3、v_5、v_7）[59]在跑步机上执行 100 个步态周期，即每个人在实验中完成 9 个实验（3 种负重方式×3 种速度），如表 4-1 所示。总共 13 500 个数据（15 被试×100 步态周期×3 负重方式×3 速度）。

4.4.2　信号收集和预处理

所有的肌电信号经由 MyoScan-Pro 传感器采集，采样频率为 2 048 Hz，视频信号的采集为 60 帧。将采集的原始肌电信号在 10～400 Hz 的范围过滤，同时引入陷波滤波器除去 50 Hz 的工频干扰。然后信号经放大，并转移到 PC 去经由 FlexComp Infiniti System（一个能同步收集视频的，10 通道数字肌电分析系统，Thought Technology Ltd.，Canada）[129] 进行数据分析。

用视频为参考，对肌电数据进行步态相位标注，并采用重叠窗进行数据分段，每一段 30 毫秒，下一段重复上一段 10 毫秒，该操作具体方法和详细步骤，在第 3 章（3.4.2.2 标注和分析窗）中已经详细讲解。

4.4.3　肌电图像和 CNN 构建

4.4.3.1　肌电图像

将肌电信号（sEMG）进过预处理后，其样本大小为 240（即：采集肌电信号的通道数为 4，分析窗为 30 毫秒，采样率为 2 048 Hz）。将每一个分析窗的肌电信号重新组合，并排列成 4×60 的灰度图，以便利用 CNN 处理图像的优势来进行特征提取和分类。

4.4.3.2　CNN 构建

该 CNN 结构包括输入层 1 个（第一层 L1），卷积层 2 个（第二层 C2、第三层 C3），全连接层 2 个（F4 和 O5），其流程如图 4-2。

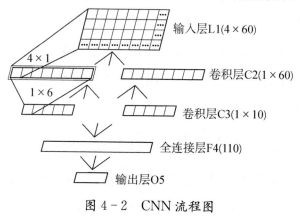

图 4-2　CNN 流程图

该 CNN 结构中的神经元定义为 $n(l,m,r)$，l 为层数、m 为特征图、r 为神经元在特征图中的具体位置，激活函数为 $f(u)$。CNN 中每个神经元记为 $n(l,m,r)$，即：输入记为 $x_m^l(r)$，输出记为 $P_m^l(r)$，且 $P_m^l(r) = f[x_m^l(r)]$。在 C2 和 C3 层中，选取双曲线正切函数 $[f(u) = \alpha \tanh(\beta u)]$ 作激励函数，其中，$\alpha = 1.7159$，$\beta = 2/3^{[132]}$；在 F4 和 O5 层中，选取 Sigmoid 函数 $[f(u) = 1/1 + \exp^- u]$ 作激励函数，并且本章运用一维卷积运算。

各层的具体表达为：

（1）输入层 L1：输入矩阵可以表达为 $H_{C,T}$（C 为通道数，T 为采样点）。本章中，通道 $C=4$，$T=60$，因此输入矩阵表达为 4×60。

（2）卷积层 C2：鉴于需要关联每个通道信号，并且，本层主要是对输入信号进行空间滤波。因此，设置该层卷积核为 4×1，滤波器数为 7，因此，可以得到 7 个特征图，每个特征图大小为 1×60，具体计算函数为[131]：

$$P_m^2 = f\Big[\sum_{i=1}^{i \leqslant 4} H_{i,r} \times K_m^2 + b_m^2(r)\Big] \tag{4.6}$$

其中，K_m^2 为 C2 层的卷积核，$b_m^2(r)$ 为 C2 层偏置。

（3）卷积层 C3：该层主要是对输入肌电信号进行时间滤波，设置该层卷积核为 1×6，滤波器数为 6，因此，可以得到 42 个特征图，每个特征图大小为 1×10，具体计算函数为[131]：

$$P_m^3 = f\Big\{\sum_{i=1}^{i \leqslant 6} P_m^2[(r-1) \times 6 + i] \times K_m^3 + b_m^3(r)\Big\} \tag{4.7}$$

其中，K_m^3 为 C3 层的卷积核，$b_m^3(r)$ 为 C3 层偏置。

（4）全连接层 F4：该层与 C3 层是全连接，全连接层神经单元设置为 110 个，具体的数学表达式为：

$$P^4 = f\Big[\sum_{i=1}^{i \leqslant 42}\sum_{z=1}^{z \leqslant 10} P_i^3(z)\, w_i^4(z) + b^4(r)\Big] \tag{4.8}$$

其中，$w_i^4(z)$ 是从 C3 层到 F4 层的权重，$b^4(r)$ 是偏置。

（5）输出层 O5：该层为输出层，含有 5 个神经元（即：支撑前期、支撑中期、支撑后期、摆动前期、摆动后期 5 个步态相位），具体的数学表达式为：

$$P^5 = f\left[\sum_{i=1}^{i\leqslant 110} P^4(i)w^5(i) + b^5(r)\right] \tag{4.9}$$

其中，$w^5(i)$ 是从 F4 层到 O5 层的权重，$b^5(r)$ 是偏置。

在 CNN 网络中，引用梯度下降（gradient descent）来调节权重和偏置使误差最小，经 10^4 次迭代，以 loss 收敛为模型最优选。输入权重、偏置的取值范围为 $[-1/n(l.m.r)_{in}, 1/n(l.m.r)_{in}]$，其中，$n(l.m.r)_{in}$ 表示上一层与这一层第 i 个神经元相连接的神经元个数。C2－C3，F4－F5 的学习率 σ_{2-3}、σ_{4-5} 定义为[131,133]：

$$\sigma_{2-3} = \frac{2\psi}{N_{n(l.m.0)}^{sh}\sqrt{N_{n(l.m.i)}^{in}}} \tag{4.10}$$

$$\sigma_{4-5} = \frac{\psi}{\sqrt{N_{n(l.m.i)}^{in}}} \tag{4.11}$$

其中，$N_{n(l.m.0)}^{sh}$ 为共享权重的神经元数量，$N_{n(l.m.i)}^{in}$ 是输入数量，ψ 为常数。

4.4.4　经典分类算法和数据处理

4.4.4.1　经典分类算法

在这一节，为了和传统处理肌电信号的方法进行对比，本实验引入 SVM，BPNN 来处理相同的数据，这些方法都是将肌电信号进行降噪、提取特征（手工），然后进行分类。选用重叠分析窗，长度为 30 毫秒，且重复上一段 10 毫秒；本节仍然选用处理时序性信号常用的 RMS 和 iEMG 作为输入特征向量，因此共有 8 个输入特征（4 通道×2 特征）。

（1）支持向量机（support vector machines，SVM）：作为处理肌电信号常用的方法，本节的支持向量机选用高斯径向基函数（Gauss radial basis function，RBF）作为核函数。相关知识，在第 3 章 "3.4.4.2 支持向量机"中有详述。

（2）BPNN：本节中，除了 SVM 外，还构造了一个三层的 BPNN，隐藏层节点设置为 20 个，输出层由单个节点组成，该节点是相应分析窗口的步态相位。相关知识，在第 3 章 "3.4.4.1 BP 神经网络"中有详述。

4.4.4.2　数据处理

（1）所有的数据分成 3 部分，60％训练，20％测试，20％验证。

（2）用 SPSS version 24.0 for mac（SPSS Inc.，USA）来进行数据分析。单变量方差分析（univariate analysis of variance，UNIANOVA）被用力来分析负重方式差异是否对步态识别产生显著的影响，以及各种负重方式之间是否有显著差异。统计显著性设为 $p < 0.05$。

4.5　实验结果和讨论

4.5.1　负重方式差异对步态识别的影响与分析

在每一种速度下，3 个不同的 CNN 模型被创建，每一个相位的识别率和步态周期的总识别率，如表 4-2 所示。

表 4 - 2　各种负重方式和速度下的步态识别率

速度	v_3			v_5			v_7		
负重方式	S_{BP}	S_{SS}	S_{CS}	S_{BP}	S_{SS}	S_{CS}	S_{BP}	S_{SS}	S_{CS}
支撑前期	96.00	93.69	78.87	96.61	90.81	88.32	90.35	84.42	88.56
支撑中期	90.40	90.38	92.66	99.14	99.05	98.60	99.03	95.58	98.95
支撑后期	95.18	90.59	76.32	95.27	92.85	84.25	88.22	90.47	80.91
摆动前期	72.69	70.30	74.98	98.14	94.62	77.18	92.24	87.67	78.58
摆动后期	88.73	80.89	80.82	98.63	96.02	91.45	98.41	97.41	81.70
步态识别率	88.60	85.17	80.73	97.56	94.67	87.96	93.65	91.11	85.54
平均值	84.83			93.40			90.10		

从表中可以看出，速度、负重方式等变量对步态识别率有很大的影响，具体而言：

（1）在 9 个实验中，各个条件下的步态识别率有明显不同。如：最高的步态识别率（97.56%）出现在 v_5 速度、S_{BP} 方式负重的时候，而最低值（80.73%）出现在 v_3 速度、S_{CS} 方式负重的时候。

（2）仅考虑负重方式，负重方式（S_{BP}）在 3 种速度下的准确率最高，分别为 88.60%（v_3），97.56%（v_5），93.65%（v_7）；其次是 S_{SS}，分别为 85.17%（v_3），94.67%（v_5），91.11%（v_7）；最低值为 S_{CS}，分别为 80.73%（v_3），87.96%（v_5），85.54%（v_7）。

（3）就速度而言，在每种速度下，3 种负重方式的平均步态识别率也有很大的差异，最高值为 93.40%（v_5），其次是 90.10%（v_7），最低值出现在 v_3，仅有 84.83%。

（4）单变量多因素方差分析（UNIANOVA）显示负重方式的差异对步态识别率有极其显著的影响（$p < 0.001$），同时 LSD 事后分析显示 3 种负重方式之间有显著的不同（$p < 0.05$）。

负重对肌肉活动有显著的影响，并且，不同的负重方式下相关肌肉的活动激烈程度也不一样，这可能会影响相关肌肉的疲劳程度和步态稳定[134]以及同步识别率。Malhotra M S 等[135]通过实验揭示了，相对于背包（也就是本章的 S_{BP}），单肩包（类似于本章的 S_{SS} 和 S_{CS}）表现出了更多的能量消耗，这意味着单肩包（S_{SS}，S_{CS}）比背包（S_{BP}）更容易让人出现疲劳[89]。这与实验结果一致：S_{CS} 和 S_{SS} 的步态识别率明显低于 S_{BP}。不同的负重方式对人体的姿势和平衡有显著的影响[88]，当人们用 S_{SS} 和 S_{CS} 两种方式负重时，负重主要作用在脊椎的一边，这会导致比 S_{BP} 更为严重的侧向弯曲[89]。其次，由于在步行过程中，负重会产生一个向前的分力，当以 S_{SS}、S_{CS} 方式负重时，重物置于身体的一边，这个分力会导致身体的左右两边明显不平衡，从而严重伤害人体的步态稳定性[105]。再则，在相同的速度下，没有身体的阻挡，S_{SS} 和 S_{CS} 的摆动幅度要比 S_{BP} 大得多，由于惯性，摆动幅度越大导致步态稳定性越差[136]。Kuo C Y 等[137]通过实验证明了当被试背负背包（S_{BP}）时的姿态稳定性要远远好于单肩包（类似于本实验中的 S_{CS}、S_{SS}）。这在一定程度上解释了为什么采用 S_{SS} 和 S_{CS} 背负方式时的步态识别率要低于 S_{BP}。

为了和 CNN 进行对比，引用了 BPNN 和 SVM 来处理相同的数据，这两种算法的相关理论和参数，见第 3 章 "3.4.4 分类模型选择和构建"。3 种方法的分类成绩如图 4-3 所示。

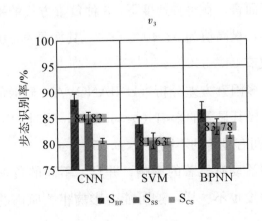

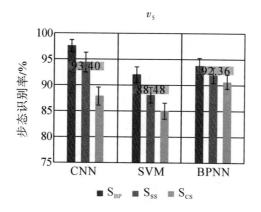

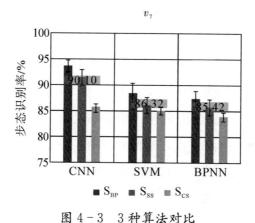

图 4 - 3　3 种算法对比

从上图可以看出，在 3 种速度下，CNN 的分类成绩要优于 SVM 和 KNN〔CNN、SVM、BPNN 分别是 84.83%，81.78%，83.78%（v_3）；93.40%，88.48%，92.36%（v_5）；90.10%，86.32%，85.42%（v_7）〕。并且这两种算法结果同样可以得出"负重方式对步态识别有显著影响"的结论，即：SVM 和 BPNN（$p < 0.05$）。出现这种结论的一个可能原因是在 CNN 的特征提取中没有信息丢失，而 SVM 和 BPNN 算法中采用的手工特征提取（iEMG，RMS）却丢失了一部分肌电信号特征[117]。

4.5.2　组内和组间差异对步态识别的影响与分析

由于人们在日常生活中的负重方式是随机的，而且也不一定与下肢外骨骼肌电控制系统训练时的人体负重方式一致，因此研究负重方式的组内和组间差异对步态识别的影响就具有现实意义。

在每一种速度下，分别将 3 种负重方式用作 CNN 的训练集，其他两种作为测试集，识别结果如图 4-4 所示。

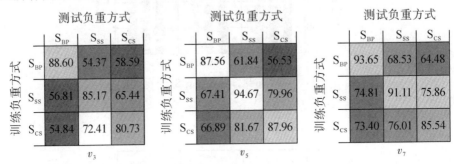

图 4-4　步态识别的组内和组间对比

在图 4-4 中，纵轴为训练集，横轴为测试集，其中的每一个色块对应的值就是相应的步态识别率，色块颜色的深浅代表识别率的高低（颜色越浅，识别率越高，反之越低），因此在每个图对角线的值就是组内对比，而不在对角线的值就是组间对比。将这些采用 SPSS 软件进行统计分析，其分析结果如表 4-3。

表 4-3　组内和组间对比统计值

（平局值±标准差）

项目	v_3	v_5	v_7	平均
组内负重方式精度	84.83±3.95	93.40±4.93	90.10±4.15	89.44±5.32
组间负重方式精度	62.24±6.47	69.05±9.94	72.18±4.67	67.83±8.13
所有负重方式精度	69.77±12.56	77.17±14.70	78.15±9.91	75.03±12.64

从表 4-3 可以看出，在每一种速度下，"组内负重方式"测试的步态识别率都要显著高于"组间负重方式"和"所有负重方式"的步态识别率。如：在 v_3 速度下，组内负重方式精度为 84.83%，这都明显高出组间负重方式的 62.24% 和所有负重方式的 69.77%。通过 T 检验发现，组内和组间识别率有显著的不同（$p<0.05$），这进一步证明不同的负重方式对步态识别有显著的影响，同时，也可以推出：一个基于肌电信号

的下肢外骨骼系统，经由单个（部分）负重方式训练，并不能有效地应对面实时环境中的对多负重方式需求。

4.5.3　在负重方式层面上提高步态识别的方法探索

将 1 种速度、3 种负重方式条件下所收集的肌电信号混合在一起作为 CNN 的测试集即：group 3 （v_3），group 5 （v_5），group 7 （v_7），任意组合这 3 种负重方式的肌电信号作为训练集，其总的计算结果如图 4-5，其中横轴是测试集，纵轴是识别率。

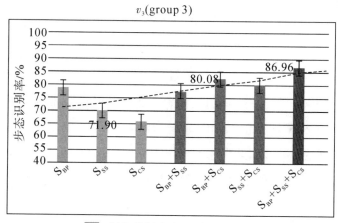

训练数据来自1种负重方式

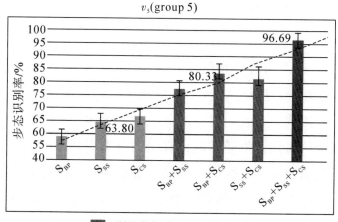

训练数据来自2种负重方式

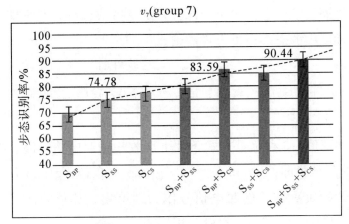

训练数据来自3种负重方式

图 4-5 混合负重方式评估

从图 4-5可以明显地看出，当训练数据来自更多的负重方式，则步态识别率越高。就这一点，从线性预测趋势线（图中的虚线）也可以得到证明。同时，趋势线（线性预测）也可以更直观地显示训练数据中所包含的负重方式对步态识别的显著影响，同时，单变量多因素方差分析（UNIANOVA）也证明了这个结论（$p < 0.001$）。因此，可以很肯定地提出：让更多的负重方式包含在训练集中，是在负重层面上提高步态识别的有效方法。

4.6　本章小结

本章借助于 CNN 在处理图像方面的优势，将肌电信号转化成肌电图像来训练卷积神经网络（CNN），以此证明了负重方式的差异对步态识别有显著的影响。并且用经典的分类算法（BPNN 和 SVM）来处理相同的数据进行对比。虽然后两种算法的分类成绩不如 CNN，但是其结果仍然能得出"负重方式的差异对步态识别有显著的影响"的结论。其次，当 CNN 的训练集和测试集数据来自组内的步态识别率，要远远高于训练集和测试集都来自组间。再则，通过将来自 3 种负重方式的肌电数据混合组成 Group 作为测试集，这 3 种数据任意组合作为训练集，以此来探索在负重方式层面上提高步态识别率的方法。并得出：有限个负重方式训练，并不足以让基于肌电的下肢外骨骼控制系统应对多负重方式的应用需求。

第5章 面向多人机差异场景的 实时步态识别系统开发

5.1 引言

在下肢外骨骼的临床运用中，实时步态检测至关重要。当下，用步态相位信息联合残肢关节角度或加速度，实现对下肢外骨骼或人体假肢控制，是下肢助行、康复研究中常用的控制策略[138]。就肌电信号而言，由于在信号、传输、处理等方面的时间消耗，导致基于肌电信号的步态相位识别在实时性方面总是不太理想，这对基于肌电信号控制的下肢外骨骼、人体假肢的发展和临床使用造成了很大的障碍。

本章致力于研发基于肌电信号的实时步态识别系统。该系统的主要工作流程为信号采集、信号预处理、离线模型训练、实时步态识别等环节。在信号预处理环节，运用脚底压力＋阈值的步态相位划分黄金法则作为参考，对肌电信号进行标注，运用长短期记忆网络模型（long-short term memory，LSTM）作为分类器，以此实现支撑前期、支撑中期、支撑后期、摆动相4个相位的实时识别。

5.2 面向多人机差异场景的实时步态识别系统设计

实时步态识别系统主要包括两个环节：①离线模型训练环节；②实

时步态识别环节。整个实时步态识别系统的硬件包括制作信号采集硬件模块（压力信号和肌电信号）、控制硬件模块、信号传输模块，以及软件交互模块等几个方面。系统的组织结构如图 5-1 所示。

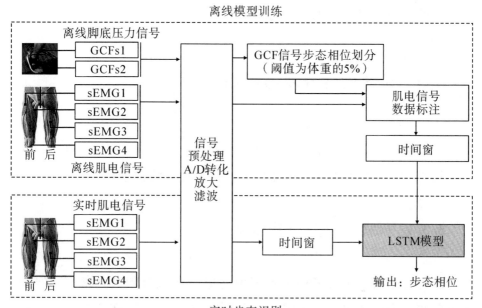

图 5-1　实时步态识别系统流程

在该系统中，首先将离线的肌电信号和脚底压力信号同步采集，肌电信号选用大腿的阔筋膜张肌、股内侧肌、长收肌和半腱肌 4 块肌肉，脚底压力信号采集于双脚的脚跟（heel）和脚尖（toe），两种信号的采样率都设为 256 Hz。

首先，将脚底压力信号经 A/D 转化，经多通道信号串口输出后，再进行预处理，并运用阈值法进行步态相位划分。

其次，将 4 个通道的原始肌电信号先后经过 A/D 转化、信号放大、多通道信号串口输出，再进行滤波等预处理。然后以经压力信号划分的步态相位为参考，进行肌电信号标注（打标签），最后取 30 毫秒的重叠时间窗（重叠 10 毫秒），进行长短期记忆网络模型（LSTM）训练。

在模型训练完成后，运用 MATLAB 制作实时步态测试软件界面，该界面能显示实时步态相位，且摄像头能同步显示人体运动实况，如图 5-8。

最后，实时步态识别，实时肌电信号经 A/D 转化、信号放大、多通道信号串口输出，滤波和时间窗设置，直接输入已经训练好的 LSTM，其输出为实时步态相位，并可以与界面上的人体步态实况对比，以此判断实时步态识别的对错。

5.3 系统硬件开发与组织

整个实时步态识别系统的硬件主要分为 3 个单元，一是脚底压力信号采集单元，二是肌电压力采集单元，三是信号传输单元。

5.3.1 脚底压力信号采集模块

压力传感器，实验采用苏州能斯达电子科技有限公司的 ZNX－01 柔性薄膜压力传感器。该传感器最大量程为 10 kg，厚度低于 0.45 mm，力响应点为 400g，响应时间小于 1 毫秒，恢复时间小于 15 毫秒，在无负载时初始电阻大约 10 MΩ，测试电压为典型值 DC 3.3 V，且不产生电磁干扰，以及对静电释放 ESD 不敏感。

每个 ZNX－01 传感器的压力－电压曲线图如图 5－2。该压力鞋垫总共配置了 8 个相同的 ZNX－01 压力传感器，但是在该实验中，实验主要选用了第 5 点和第 8 点的压力值（其他点用来做测试和对比）[31]。

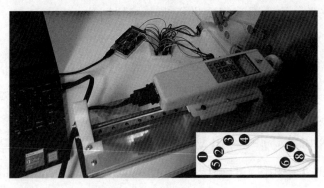

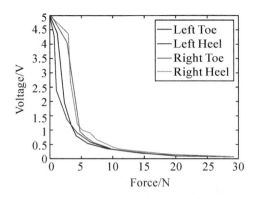

图 5-2 ZNX-01 压力-电压值变化曲线图

在压力信号采集模块中，选用了一款 Arduino（mega 2560）来进行压力信号的采集（图 5-3）。mega 2560 拥有 256 kB 闪存，并且 SRAM 和 EEPROM 也高达 8 kB 和 4 kB，特别是其高达 16 MHz 计时速度是实时数据采集时最看重的，再加上其多达 54 路的数字引脚（包括输入和输出），使其拥有强大的处理能力。

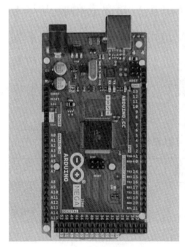

Mege 2560

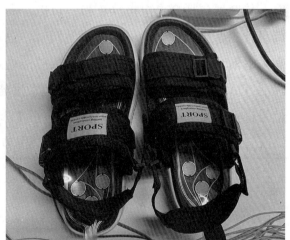

压力鞋

图 5-3 压力鞋及压力信号接收装置

5.3.2 肌电信号采集模块

肌电信号采集模块（思知瑞科技公司）如图 5-4 所示，主要包括传感器、主模块、导线、电池、蓝牙等模块。该主模块只有两个通道，因此实验中采用了两块同样的主模块，来采集 4 通道肌电信号。

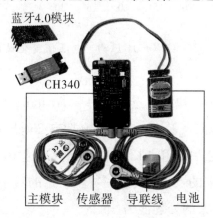

图 5-4　肌电信号采集模块

传感器包括 3 个电极（正极、负极、参考电极）最显著的特点是专门设计一个微处理器，可以作增益调节，也就是可以通过硬件调节来提高采集信号的强度。主模块主要包括模拟电路采集（前段）和数字信号过滤（后端），将采集的信号通过放大、过滤后，在经 A/D 转化为数字信号进行信号分析。其电器规格如表 5-1。

表 5-1　肌电信号采集模块的电器规格

相关参数	最小值（minimum）	正常值（normal）	最大值（Maximum）
输入电压（input）	±3 V	±5 V	±30 V
增益：207*（X/1 kΩ）	0.01 Ω（0.002x）	50 kΩ（10 350x）	100 kΩ（20 700x）
输出电压（output）	0 V	—	+Vs
差分输入电压（Differential）	0 mV	2~5 mV	+VS/Gain

所有的硬件设备连接如图 5-5 所示。

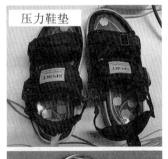
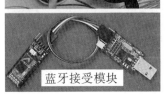
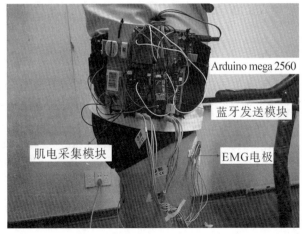

图 5-5　实时步态识别系统硬件及连接

5.4　LSTM 与系统软件模块

5.4.1　LSTM 分类模型

长短期记忆网络模型（LSTM）是 RNN 中一种特殊的模型。由于 RNN 在模型训练过程中会出现梯度弥散，使模型权值更新慢，不能体现模型的长期记忆，因此学者提出了 LSTM 模型，并在该网络结构中用一个专门的储存单元来记忆，以减少梯度消失。

5.4.1.1　LSTM 结构

作为 RNN 神经网络的一个特殊的网络结构，LSTM 比 RNN 多了一个信息传输带（cell state）用以记录信息，并且拥有 RNN 不具备的 3 个控制门（输入、输出、忘记）来控制哪些信息被记忆，如图 5-6。设置：C_t^m 表示 t 时刻储存区（memory block）中的全部 memory cell，r 表示激活后的值，h_{t-1} 为 t 时刻的前一个隐藏节点输入，x_t 为 t 时刻的当前输入，W 为权值，tanh (x, h) 为激活函数。

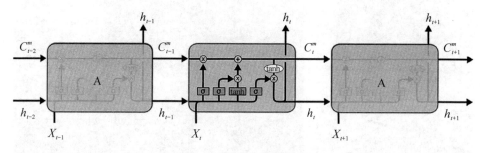

图 5-6　LSTM 结构图

（1）输入门：记忆现在的某些信息，即将上一个隐藏节点输入和现在的输入一起，作为新的输入量，并通过激活函数 tanh (x, h) 激活，再通过 Sigmoid (x, h) 控制门忽略掉一些信息，其函数为：

$$i_t^{in} = \sigma(W_i \times [h_{t-1}, x_t] + r_i) \tag{5.1}$$

$$\widetilde{C_t^m} = \tanh(W_c \times [h_{t-1}, x_t] + r_C) \tag{5.2}$$

（2）忘记门：主要用来控制内部信息，即：确定哪些信息被忘记，哪些信息被记忆。将上一个隐藏节点输入和现在的输入一起，作为新的输入量，以 Sigmoid (x, h) 作为激活函数，忘记门的数学函数表达方式为[139]：

$$f_t^{forget} = \sigma(W_f \times [h_{t-1}, x_t] + r_f) \tag{5.3}$$

（3）输出门，通过求积（内部节点的输出和输出门输出）来控制信息量。

$$O_t^{put} = \sigma(W_o [h_{t-1}, x_t] + r_o) \tag{5.4}$$

最终的隐层输出为：

$$h_t = O_t^{put} \times \tanh(C_t^m) \tag{5.5}$$

5.4.1.2　LSTM 流程

在 LSTM 模型中，当肌电信号经过滤波、分段等预处理后，进入储存区，先经过激活函数激活处理，然后与输入门进行积运算，再与上一步的信息叠加，组成新的信息，再经激活函数处理，再与输出门进行乘积运算，最后才输出，其具体流程如图 5-7 所示[139]。

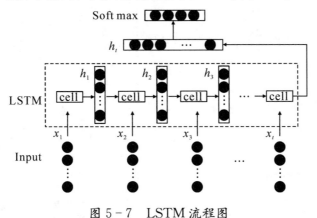

图 5-7　LSTM 流程图

5.4.2　系统软件功能模块

在实时步态识别系统中，上位程序采用 MATLAB 语言进行编写，在整个 UI 界面上，主要包括有肌电信号显示、人机差异选项与实时步态识别区域三大功能模块，其 UI 界面如图 5-8 所示。

（1）人机差异选项模块：在本系统中，主要概括了 4 种实施人机差异：速度（3 km/h、5 km/h、7 km/h），负重（0%、10%、20%、30%、40%被试者体重），负重方式（无负重、背负/双肩背包负重、单肩直肩、单肩跨肩），坡度（-15°、0°、15°），如图 5.8 界面中，实验选择就是：被试者在不负重情况下，在平路上以 5 km/h 的速度匀速步行（速度=5 km/h，负重=0，负重方式=无，坡度=0°）。

（2）实时肌电信号显示模块：该模块显示阔筋膜张肌、股内侧肌、长收肌，以及半腱肌的实时肌电信号情况。同时，该模块的最左端（黑色滑块区域）是当前识别分析窗（30 毫秒）。由于分析窗是重叠 10 毫秒，因此实际是每隔 20 毫秒识别一次，该分析窗与右边的识别步态识别模块对应。

（3）实时步态相位识别模块：该模块显示当前分析窗被系统识别的相位。

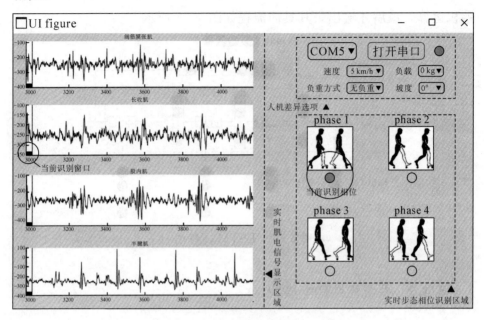

图 5-8　实时步态识别系统 UI 界面

5.4.3　实时步态识别流程和思路

如图 5-8 中所示，实时步态识别的流程和思路为：

（1）实验前，根据实验的人机环境，在"人机差异选项"中设置实验人机环境。

（2）在步态实时识别实验中，除第一个分析窗外（第一个是过 30 毫秒），每过 20 毫秒，实时肌电信号显示模块就出现一个分析窗（新增 20 毫秒＋上一段 10 毫秒）（也就是最左边黑色滑块区域），在"实时步态识别区域"就识别一次 [总共 4 个相位，每个相位示意图下方有一个红色的指示灯，当灯点亮时（红色），即表示为所识别的当前步态相位]。另外，步态相位的标签图示为一个步态相位的起始点和结束点的示例图，这在"图 2-6　步态周期 5 相位划分"中已详细阐述。

（3）步态相位识别对比。如图 5 - 11 所示，一个外接的摄像头将实时场景录制下来（包括系统 UI 界面），在实验结束后，通过对比 UI 界面中的识别结果（红灯所对应的相位）和被试者步态就可以获得实时步态识别率。

5.5　实验验证及结果

5.5.1　实验规划与组织

5.5.1.1　实验目的

（1）通过实验，运用下肢相关肌肉的表面肌电信号，测量、分析并评价实时步态识别系统的软、硬件工作正常，以及实时步态相位识别的有效性。

（2）运用下肢相关肌肉的表面肌电信号，分析评价 LSTM 模型对实时步态识别的有效性。

5.5.1.2　实验对象

该步态实时识别系统再经历前期可靠性测试后，开始进行大规模的模型训练和多类别人机差异条件下的实时步态识别。因此，本次实验总共选取 20 名在校研究生作被试者［平均值±标准差；年龄＝（26±3）岁，身高＝（174±2.4）cm，体重＝（64±3.8）kg］，体格健康，没有神经系统疾病，而且实验前一天不能有剧烈运动，避免肌肉疲劳。

5.5.1.3　肌肉选择

本实验选用右肢大腿 4 块肌肉：阔筋膜张肌、半腱肌、长收肌和股内测肌，其具体选择原因在第 3 章"3.3.2 待测肌肉选择"中已经详述。

5.5.1.4 实验内容

整个实验主要是基于不同的人机差异条件下，实现实时步态的有效识别，因此本实验主要实验内容包括：

（1）实验 1，基于速度差异的实时步态识别：在 3 种速度条件下（3 km/h、5 km/h、7 km/h）匀速步行，且平路，运用实时步态识别系统进行实时步态识别。

（2）实验 2，基于负重差异的实时步态识别：在 4 种负重条件下（10%、20%、30%、40%被试者体重），速度设置为 5 km/h，平路，运用实时步态识别系统进行实时步态识别。

（3）实验 3，基于负重方式差异的实时步态识别：在 3 种负重方式条件下（S_{BP}，S_{CS}，S_{SS}），速度设置为 5 km/h，负重设置为体重的 20%，平路。

（4）实验 4，基于坡度差异的实时步态识别：在 3 种坡度条件下（−15°、0、15°），速度设置为 5 km/h，负重为 0。

4 个实验的总体规划如表 5-2 所示：

表 5-2　实时步态识别具体内容

实验	坡度/°	速度/ (km/h)	负重/体重%	负重方式
实验 1. 基于速度差异	0	3，5，7	0	无
实验 2. 基于负重差异	0	5	10，20，30，40	背负（S_{BP}）
实验 3. 基于负重方式差异	0	5	20	背负（S_{BP}） 跨肩（S_{CS}） 直肩（S_{SS}）
实验 4. 基于坡度差异	15，0，−15	5	0	无

5.5.2　基于 LSTM 的离线模型构建

5.5.2.1　数据采集和预处理

（1）实验过程控制：在本实验中，实验的基本操作、实验过程的控制，以及实验条件的更换和保证等相关操作（包括电极安放、皮肤清洁、电极位置的标定、导线的固定、负重质量的调节等）都在第 3 章"3.3.4 实验操作及过程"中进行了详细介绍。所有的设备都被正确连接时如图 5-9 所示。

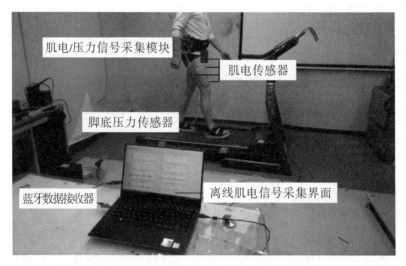

图 5-9　实时步态识别离线数据采集场景

在所有信号都被确定后开始进行试验，每个被试者在设定的条件下进行匀速步行 120 秒。

（2）数据采集与预处理：本实验运用实时步态识别系统，同步采集脚底压力信号和肌电信号，采样率都为 256 Hz。离线肌电信号的降噪处理，主要去除 50 Hz 的工频干扰 10～100 Hz 的带通过滤（依据采样定理），然后再用小波阈值滤波，具体操作在第 3 章"3.4.2.1 小波阈值降噪"中已经详细介绍。

5.5.2.2 基于压力的步态相位划分和数据标注

基于压力阈值的步态相位划分：将经过预处理后的压力信号，用被试者体重的 5% 作为阈值来进行步态 4 个相位划分（支撑前期、支撑中期、支撑后期、摆动相）[43,140]。这种方法也是步态相位划分的黄金法则[141]，因此在实验中，也借用这一方法，其步态相位划分结果如图 5-10 所示。

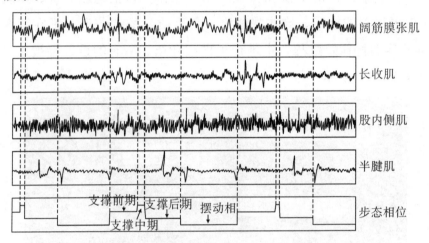

图 5-10　压力阈值步态相位划分与标注

5.5.2.3 LSTM 的离线模型构建

以压力步态相位划分结果为参考，进行肌电信号的 4 个相位标注（打标签）如图 5-10。其后，选用重叠时间窗来进行肌电信号分段，分段长度设置为 30 毫秒（由于在某些速度下，时间较短的步态相位不足 100 毫秒，因此，时间窗不能太长[142]），每一段重复上一段的 10 毫秒，并且，每一个步态相位中分段最后不足一个时间窗的数据舍弃。下一个相位又从该相位开始的时间点开始分段，如此循环。

用这些分段后、带有标签的肌电信号来训练 LSTM 模型，其隐藏单元 200 个，训练 500 次，批大小（minibatch size）为 128，优化器为 adam。

5.5.3　面向多人机差异场景的实时步态识别及结果分析

5.5.3.1　步态实时识别操作方法和实施

在进行实时步态识别阶段，只需要采集肌电信号（不再需要压力信号），在被试者进行试验的过程中，系统软件界面就能同步显示被试者的实时相位。

为了验证步态相位识别的识别率，用另外一台电脑外接一个摄像头，采集同步视频（包括识别结果的界面），如图 5-11 所示。

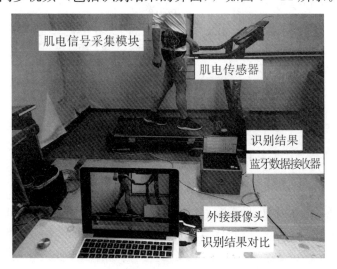

图 5-11　实时步态识别图

5.5.3.2　步态实时识别结果

所有的实验完成后，回放视频进行识别相位和真实相位对比，从而获得实时步态识别的识别率。

实验 1，基于速度差异的步态识别结果（负重＝0，负重方式＝无，平地），如图 5-12 所示。

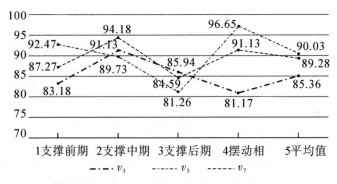

图 5－12　不同速度下实时步态识别结果

实验 2，基于负重差异的步态识别结果（速度＝5 km/h，平地，背负方式＝S_{BP}），如图 5－13 所示：

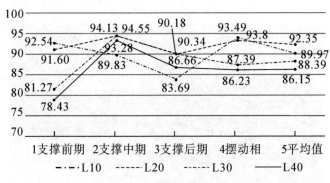

图 5－13　不同负重下实时步态识别结果

实验 3，基于负重方式差异的步态识别结果（速度＝5 km/h，平地，负重＝20%），如图 5－14 所示：

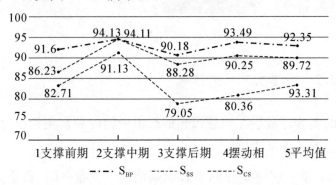

图 5－14　不同负重方式下实时步态识别结果

实验 4，基于坡度差异的步态识别结果（速度＝5 km/h，负重＝0，负重方式＝无），如图 5 - 15 所示：

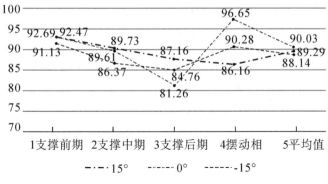

图 5 - 15　不同坡度下实时步态识别结果

从四组实验可以看出，本章开发的实时步态识别系统能有效地识别实时步态相位，其准确率都在 85％以上（除 S_{SS}＝83.31％外）。

从图 5 - 12 和 5 - 13 中可以看出，在速度和负重两种人机差异中，最高的实时步态识别率（92.35％）出现在背负（S_{BP}）、L20，在平地上以 5 km/h 的速度步行时，而最低的识别率（85.36％）出现在负重为 0、平地上以 3 km/h 的速度步行时，这明显低于离线步态识别率（在表 3 - 6 中，离线数据的步态识别率都在 90％以上）；图 5 - 14 也显示出相同的结论（即：实时步态识别率明显低于表 4 - 2 中所得出的离线步态识别率）；而在图 5 - 15 坡度人机差异中，平路的步态识别率无论是稳定性还是识别精度都要好于上坡和下坡。

这种状况的出现，可能在很大程度上源于设备的快速数据处理能力以及数据预处理方法：

（1）在进行实时步态识别时，软件界面上实时画出了 4 通道的肌电信号图，虽然采样率设置为较低的 256，但是对于实时测试来说，仍然对硬件要求较高，且是一个相当耗时的工作。

（2）在实验中，每 20 毫秒就要进行一次识别，这在实时检测时是一个相当大的计算量，虽然 LSTM 模型不需要进行手工特征提取，但仍然会严重影响步态识别的实时性。

（3）在做离线模型训练时，选用 30 毫秒的重叠窗分段（重复 10 毫

秒），这相当于每个步态相位的最后小于 20 毫秒的数据会扔掉。而在第
3 章的实验中，选择的是 20 毫秒为时间窗，重复 10 毫秒，这就导致用
来训练模型的数据的分段间隔更小（只有 10 毫秒），每一个步态相位中
扔掉的数据更少（只有该相位中最后小于 10 毫秒的数据）。这在一定程
度上影响了实时步态识别的精度。

（4）本实验中，离线数据训练时，每个相位分段的最后一部分小于
20 毫秒的数据会被扔掉，所以参与训练的离线数据在所属相位方面更
为明确；但是在实时步态识别时，却没有这个过程，这就导致在两个相
位交叉的地方，有一个分段可能被错误地归到其他相位，因此其步态识
别准确率会显著降低。

5.6　本章小结

本章主要针对下肢外骨骼控制中，步态相位识别在实时性方面的缺
陷，开发了基于肌电信号的实时步态识别系统。采用自己开发的信号采
集设备，并运用压力信号为参考进行肌电信号标注，以此来训练长短期
记忆网络（LSTM）模型（该模型作为处理时序信号的优秀模型，在实
时性处理方面有广阔的用途）。并以 MATLAB 为开发语言进行上位机
程序编写，以及基于肌电信号的实时步态系统 App 开发。最后选取 20
名在校研究生作被试者，进行系统验证，分别选用多种速度、多种负
重、多种负重方式，以及多种路面情况下进行实时步态相位识别，都取
得了较好的成绩，这也证明了系统的合理性。

第6章　实时步态识别系统在下肢外骨骼中的运用

6.1　下肢外骨骼设计的基本原则

在临床上，下肢外骨骼主要有助行和康复下肢外骨骼两种。步态识别在这两种外骨骼中的作用有较大的差异：对康复外骨骼而言，当人体在做康复训练时，通过给外骨骼设置正常人体的步态，外骨骼带着人体下肢进行康复训练，让下肢肌肉恢复活力，从而恢复人体行走功能；而助行下肢外骨骼多用于下肢瘫痪、截肢等行走功能永远消失的患者，让下肢外骨骼代替人腿，从而实现患者生活正常化，因此步态识别主要用来进行人机交互和控制，从而实现人机协作。

根据前面研究成果和人机交互等相关知识，本书设计一款基于肌电信号控制的助行下肢外骨骼，再通过测试与运动相关典型肌肉的sEMG，确定该方案的特征参数，然后让被试穿上该原型设备，以健肢、残肢的肌电信号进行关节角度预估实验，并进行相关的控制操作。

在下肢外骨骼原型的研制中，人机协作是人和外骨骼交互的要点，这个要点进一步被剖析、分解为3个具体方面：安全、助行及良好的操控性能。

首先，下肢外骨骼的安全性是设计时考虑的优先问题。下肢外骨骼的真正使用者是有行动障碍的人，他们比普通人更容易受伤，因此，设计的外骨骼必须具有很高的可靠性（无论是机械方面，还是控制方面）、鲁棒性（算法、控制、执行机构等都要有相当的精确度）、容错性（在误操作时也能保证使用者安全）。

其次，有效实现助行功能。助行是下肢外骨骼设计和使用的目的，如果实现不了这个要求，那外骨骼使用的必要性也就不存在了，因此，有效实现人体助行是目的，是下肢外骨骼研制的中心任务。

最后，良好的操控性能是评价下肢外骨骼能否有效使用的关键因素。有行动功能障碍的人，对设备的操控要求方面比正常人更高，因此，具有良好操控性能的下肢外骨骼才能更加充分地发挥其功用，让残疾人实现真正的生活正常化。

6.2　下肢外骨骼模型及机械结构

本结构主要运用实时步态识别系统来进行髋关节和膝关节的关节角度预测，因此，在设计下肢外骨骼模型时为这两个关节分别设置了 1 个自由度（矢状面），由 RE35 电机驱动（带编码器）。该下肢外骨骼机械结构主要包括电机、轴承、连杆，以及相关的连接件等，如图 6‐1所示。

本结构采用了 RE35 直流有刷电机驱动（带光电编码器 HEDS‐5540），能测定关节角度，并在输出端安装一个行星减速器（减速比 35），以使电机能输出联系扭矩约为 2.7 N · m，静止扭矩为 30 N · m。在髋关节轴承方面，本书选择能承受不同方向力的交叉滚子轴承 RU42（THK），相对于传统轴承，RU42 轴承的结构刚性比更高，能很好满足外骨骼在髋关节处的内、外旋，伸缩等自由度的承力要求。为了降低该外骨骼的整体重量，采用碳纤维管作为连杆（强度是钢管的 6 倍，密度为钢管的 1/4），其长度可以根据被试者身高进行调节。就连接件而言，本书选用 7075 铝合金，以保证其强度。

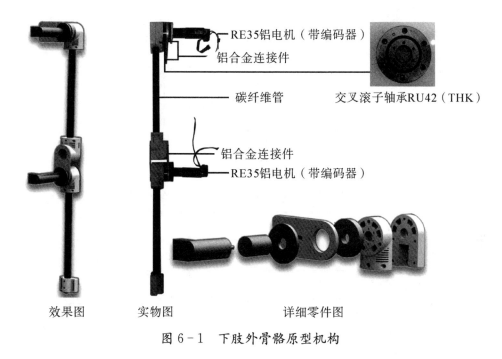

RE35铝电机（带编码器）

铝合金连接件

碳纤维管

交叉滚子轴承RU42（THK）

铝合金连接件

RE35铝电机（带编码器）

效果图　　　　实物图　　　　　　详细零件图

图 6-1　下肢外骨骼原型机构

6.3　基于表面肌电信号的下肢外骨骼控制系统设计

　　下肢外骨骼控制系统以表面肌电信号作为输入系统，用自己开发的实时步态识别系统来进行相关数据采集，并通过串口将其输入上位机。系统采用 matlab 作为开发语言，系统组成及框架如图 6-2 所示。

　　下肢外骨骼控制系统主要包括模型训练和输出两个环节。由于下肢外骨骼控制主要取决于两个变量：其一，实时状态（所处的实时步态相位），即根据当时所处的步态相位进行判断外骨骼所处的具体状态；其二，是下肢关节角度预测，即对下肢外骨骼的髋关节和膝关节的关节角度进行预估，并将角度输入电机直流电机驱动设备运行，实现助行。

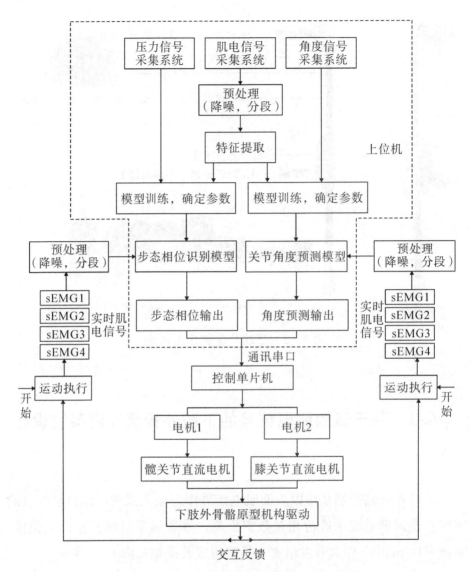

图 6-2 下肢外骨骼控制系统及组成框架

实验从"运动执行"开始,将所获取的 4 通道肌电信号进行过滤、分段(30 毫秒,重叠 10 毫秒),并送入这两个模型,最后得到实时步态相位,与髋关节和膝关节的关节角度预测。将这两个信息通过通讯串口输入控制单片机,以此来控制膝关节直流电机和髋关节直流电机,引导下肢外骨骼原型工作,并对运动执行情况实时反馈,具体而言:

首先,进行离线模型构建。穿上下肢外骨骼(在不连接电机的情况下）进行离线模型，让被试者带动下肢外骨骼进行随动实验（速度、负重、负重方式、坡度），从而也将外骨骼的重量计算在内。实验中，同步采集角度、压力、肌电 3 种离线信号（采样率都设置为 256 Hz），分别对这些信号进行 A/D 转化、放大、滤波等预处理。肌电信号经过两种滤波：①陷波滤波（除去 50 Hz 的工频干扰）；②10～100 Hz 的带通滤波（依据采样定理）。

其次，选取被试者 5% 体重值作为压力信号的阈值，进行 4 个步态相位划分（支撑前期、中期、后期、摆动期），并以此为参考对肌电信号进行步态相位标注。将标注后的肌电信号的分析窗设置为 30 毫秒的重叠窗，每一段重叠前面 10 毫秒，并将这些分段后的数据输入 LSTM 模型中训练步态相位识别模型（第 5 章 "5.5.2 基于 LSTM 的离线模型构建" 中有详细叙述）；将角度信号和相同的、未经步态相位标注的肌电信号的分析窗也设置为 30 毫秒的重叠窗（重叠上一度 10 毫秒），同样使用 LSTM 模型，进行基于肌电信号的关节角度预估。

在模型训练中，将数据分成 60% 训练、20% 验证、20% 测试。最后，进行下肢外骨骼控制实验（连电机）。以实时信号为输入，进行步态相位检测和膝关节和髋关节角度预测，并以此控制下肢外骨骼，从而实现助行。

在控制系统中，整个硬件部分系统分为 3 个部分，即：信号采集模块、控制模块、运动执行模块，相关设备及参数如图 6-3 所示。

由于该下肢外骨骼控制系统是以上一章 "实时步态识别系统" 为基础，再融合角度信号采集设备（电机集成编码器）而成。这 3 种信号经由上位机进行信号处理，建立 LSTM 模型，进行步态相位分类和关节角度回归训练。控制模块主要包括电源和主控板两部分，电源采用变压开关电源，脉冲宽度调节、全桥式连接方式；主控制板采用工业级 STM32 控制极（STM32F405RG 芯片，Cortex-M4 内核），通过调节双路电机驱动模块而驱动 RE35 直流有刷电机（额定扭矩：77.7 mN·m，堵转扭矩：872 mN·m，扭矩系数：19.4 mN·m/A），从而实现对下肢外骨骼的驱动和控制。

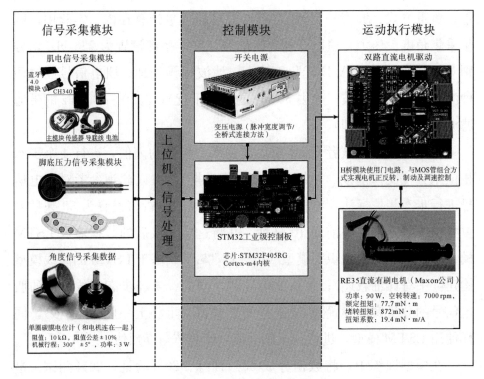

图 6-3　下肢外骨骼控制系统硬件及示意图

6.4　实验内容及结果

6.4.1　实验目的和内容

在临床运用中，助行下肢外骨骼的所针对的使用情况一般分两种：一种是截肢患者，即：残肢完全不能提供控制信号；另一种是肢体运动功能部分丧失，肢体仍在，能提供一部分驱动力，但是力量不足以支撑人体正常行走，因此可以采集该腿肌电信号供下肢外骨骼控制所用。因此，该实验也从这两个方面进行规划，其具体的实验内容为：

6.4.1.1　同侧腿肌电助力控制

同侧腿肌电助力控制，即以穿戴下肢外骨骼腿的肌电信号为控制源。就下肢运动功能部分丧失的患者而言，他们的残腿仍然能提供一定的肌肉力，但是这个力不足以维持正常行走，因此需要下肢外骨骼来根据运动意图提供相应的辅助力，帮助残肢实现正常行走。肌电信号是靠肌肉活动产生的，因此，虽然患者运动功能部分丧失，但残腿仍能提供一定的驱动力，当然也就可以提供肌电信号采集。在该系统中，选用同侧腿（右腿，下肢外骨骼和肌电信号采集在相同的腿上）作为肌电信号提供者，相比异侧腿，同侧腿具有更一致的人机协同，其控制方法和测试目的和异侧腿的助行控制一致。该控制的本质其实是运用肌电信号进行膝关节和髋关节角度的连续回归。

6.4.1.2　异侧腿肌电助行控制

异侧腿肌电助行控制，即以未穿戴下肢外骨骼腿的肌电信号为控制源。就截肢患者，或者残肢完全失去活力，且不能提供肌电信号的患者而言，要实现下肢外骨骼的肌电控制，就必须采用健肢的肌电信号。由于两腿的行走具有周期性对应关系，因此，用异侧腿肌电信号是可以实现对下肢外骨骼控制的[143]，如日本的 HAL－5 就走在该运用的前沿。在该控制系统中，模拟右腿完全功能丧失（不能提供任何肌电信号），因此就采集左腿相应肌肉的肌电信号进行 LSTM 模型训练，通过模式识别的方法来对人体所处的步态相位状态和运动角度进行识别，从而达到控制右腿的下肢外骨骼，实现助行目的。与同侧腿肌电信号助力控制一样，该方案的本质也是基于肌电信号的步态相位分类与关节角度（髋关节和膝关节）的连续回归。再则，两腿分工分开，还可以减少在穿戴过程中发生运动干扰，提高人机协同。在膝关节和髋关节的转动控制中，选用了矢状面方向（运动方向）的连续回归和分类来实现实时控制。

对这两种方案，本书都选用了 LSTM 分类器（具体操作采用第 5 章"5.5.2 基于 LSTM 的离线模型构建"中的步骤）进行步态识别分类，和关节角度的连续回归，肌电信号的采集和预处理都采用第 3 章 "3.4 数据收集与处理" 中的相关方法，其分析窗都采 30 毫秒的重叠窗（重复 10 毫秒），最后的效果评价采用 RMSE 进行分析。

$$\text{RMSE} = \sqrt{\frac{1}{M}\sum_{j=1}^{M}(h_j - h_j^*)^2} \tag{6.1}$$

其中，M 为测试数据量，h_j 为实际角度，h_j^* 为预测角度。

6.4.2 实验安排与过程

所有的实验设备、器材都正确连接，其整体实验场景如图 6-4 所示。检测所有的信号都正常，组织预实验后再进行正式实验。

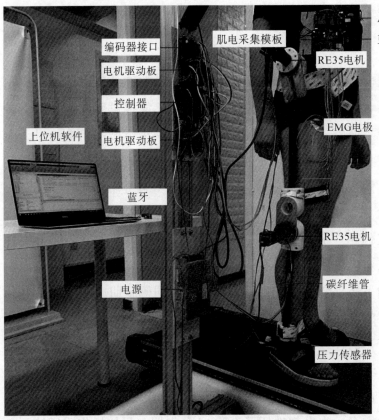

图 6-4 实验场景

实验过程分成两个环节：①穿上下肢外骨骼（不连电机），进行 8

个实验，即：2 被测腿×4 差异（速度＝3 km/h，坡度＝15°，负重＝20%体重，负重方式＝斜挎），采集两种信号的离线数据，训练离线模型。②给外骨骼连上电机，然后进行同侧腿肌电控制实验，和异侧腿肌电助行控制实验。

（1）被试：本实验选取了 7 名肢体健康且没有的神经系统疾病的男性为被试者［平均值±标准差：年龄（25±3）岁，体重（67±3.2）kg，身高（174±1.9）cm］。

（2）实验设备放置：传感器放置方法和注意事项按照第 3 章的"3.3.4 实验操作及过程"，并对角度预测原型进行预测控制实验。

（3）具体实验细分：由于下肢外骨骼原型处于实验阶段，因此，针对异侧腿肌电信号为控制源的助行控制和同侧腿肌电信号为控制源的助力控制，本书都只考察两个关节（髋关节和膝关节）的矢状面单自由度角度预测，每个被试在跑步机上进行连续、匀速步行 120 秒，具体实验描述如图 6-5 所示：

项目	速度	坡度	负重	负重方式
同侧腿肌电控制实验	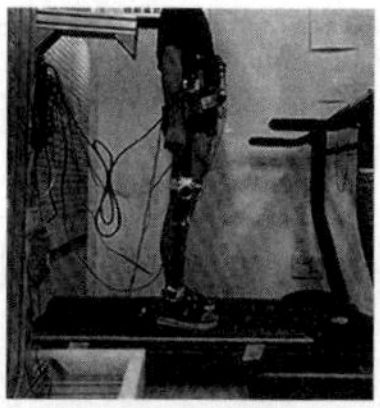	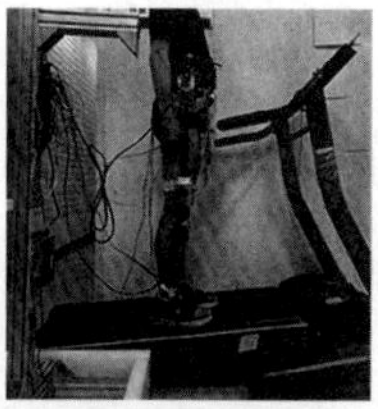	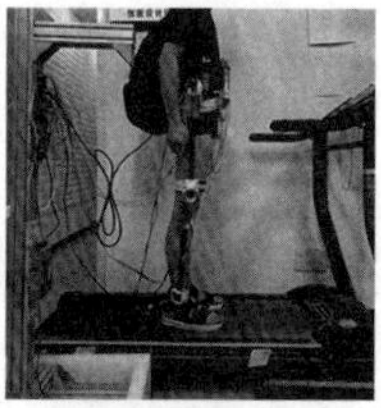	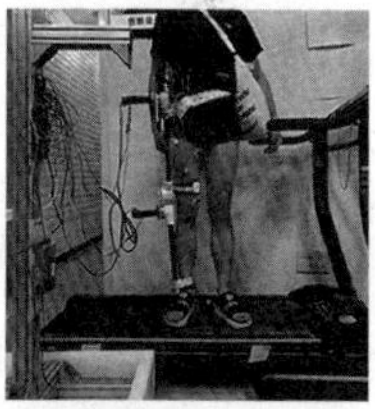
异侧腿肌电控制实验	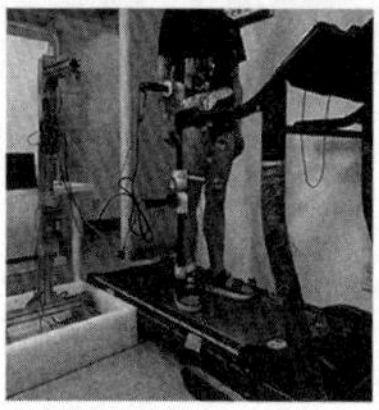	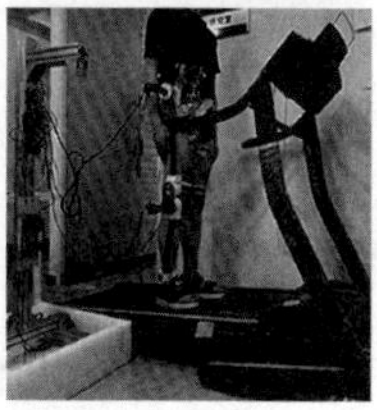	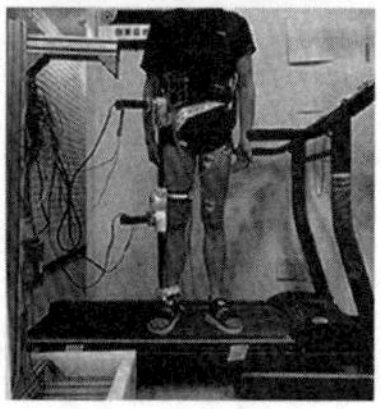	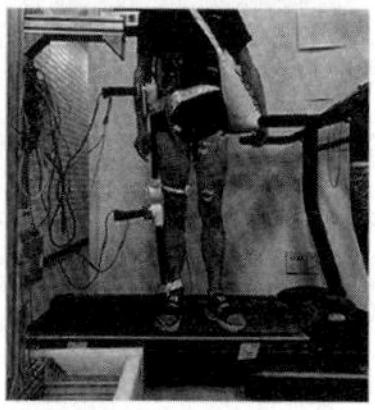
人机变量	速度：3 km/h 坡度：0° 负重：0 负重方式：无	速度：3 km/h 坡度：15° 负重：0 负重方式：无	速度：3 km/h 坡度：0° 负重：20%体重 负重方式：背负（S_{BP}）	速度：3 km/h 坡度：0° 负重：20%体重 负重方式：斜跨（S_{CS}）

图 6-5 不同人机变量实验细分图

6.4.3　实验结果与分析

所有被试的总体结果如表 6 - 1 所示。首先，整体而言，异侧腿肌电控制实验的成绩普遍差于同侧腿肌电控制成绩，且这个结论对两个关节都成立。这可能是因为在运动过程中，两腿运动周期不恒定，其步幅不能维持良好的稳定有关（即使是固定速度，每个腿的步幅都不恒定），导致另一条腿（异侧腿）肌电不能很好地体现这条腿的角度。其次，就每个关节而言，无论是同侧腿肌电控制，还是异侧腿肌电控制，其髋关节的角度预测的准确率都要优于膝关节。这可能与人体在运动过程中，两个关节的摆动灵活度有关。相对而言，在运动过程中，大腿比小腿更容易稳定的速度，体现在关节上，即：髋关节的摆动角度比膝关节更稳定，这可能在一定层面上能解释为什么髋关节的角度预测值要好于膝关节。再次，从差异变量来看，无论是同侧腿还是异侧腿肌电控制实验，成绩最好的是"速度"，即当速度＝3 km/h，坡度＝0°，负重＝0，负重方式＝无时［RMSE（髋关节），RMSE（膝关节）分别为 2.74，4.37；4.21，5.60］，其次是"负重"和"负重方式"，最差的是"坡度"［RMSE（髋关节），RMSE（膝关节）分别为 5.62，6.97；8.17，8.45］。这应该和被试的疲劳和人们在生活中的习惯有关，在"速度"实验中，被试在平路上，且没有负重，这使肌肉相对于其他 3 种情况，其疲劳程度较轻，从而更容易维护肌电信号的稳定[83,109,110]，因此效果更好，而其他 3 种情况则正好相反。

表 6 - 1　两种控制的实验结果

项目	同侧腿肌电控制		异侧腿肌电控制	
	RMSE（髋关节）	RMSE（膝关节）	RMSE（髋关节）	RMSE（膝关节）
速度	2.74±0.12	4.37±0.32	4.21±0.32	5.60±0.41
坡度	5.62±0.42	6.97±0.43	8.17±0.72	8.45±0.60
负重	3.32±0.21	4.63±0.29	5.56±0.33	8.06±0.53
负重方式	3.60±0.30	5.46±0.39	6.84±0.43	7.72±0.50

　　从实际控制效果来看，该下肢外骨骼采用连续角度（髋关节和膝关节）的比例控制，在双腿 4 种实验中，被试者基本能实现对下肢外骨骼的有效控制，如图 6-6 和图 6-7，蓝色线是髋关节和膝关节的实际转动轨迹，红色线是预测轨迹。

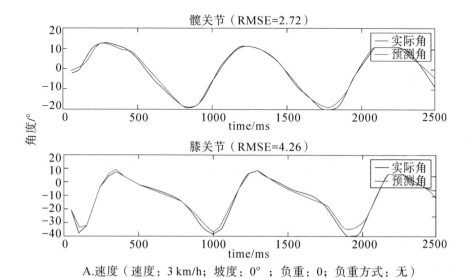

A.速度（速度：3 km/h；坡度：0°；负重：0；负重方式：无）

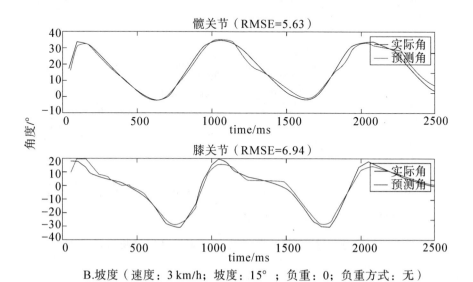

B.坡度（速度：3 km/h；坡度：15°；负重：0；负重方式：无）

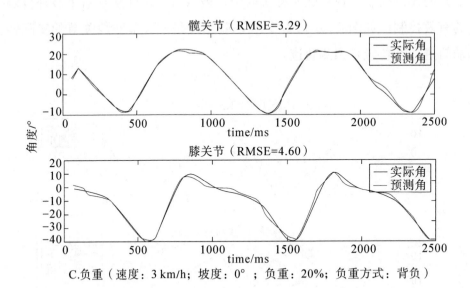

C.负重（速度：3 km/h；坡度：0°；负重：20%；负重方式：背负）

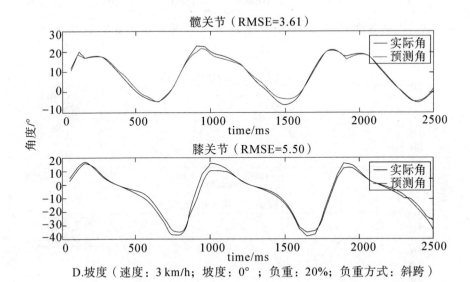

D.坡度（速度：3 km/h；坡度：0°；负重：20%；负重方式：斜跨）

图 6-6　4 种人机差异关节角度回归曲线（同侧腿肌电控制）

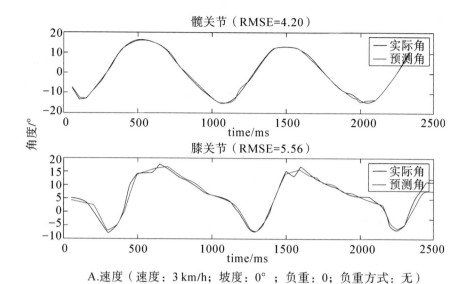

A.速度（速度：3 km/h；坡度：0°；负重：0；负重方式：无）

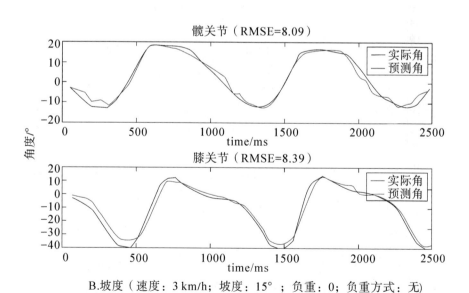

B.坡度（速度：3 km/h；坡度：15°；负重：0；负重方式：无)

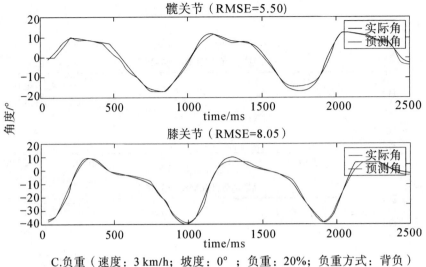

C.负重（速度：3 km/h；坡度：0°；负重：20%；负重方式：背负）

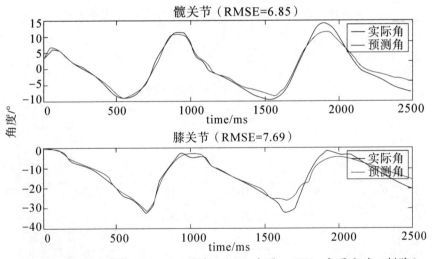

D.坡度（速度：3 km/h；坡度：0°；负重：20%；负重方式：斜跨）

图6-7　4种人机差异关节角度回归曲线（异侧腿肌电控制）

　　从如上髋关节和膝关节的角度回归图可以看出，虽然被试都能安全地预测控制设备，但是同侧腿肌电信号控制外骨骼的运行平稳性和稳定性，明显要好于异侧腿肌电信号控制。在异侧腿肌电信号控制实验中，虽然肌电信号采集和外骨骼穿戴分属两个不同的腿，可以有效避免相互干扰，但是由于预测准确率要明显差于同侧腿，因此在实验中可以感受到低识别率所导致的电机运行不稳。此外，在所有的实验中都存在一个现象，即：在关节角度峰值交替处预测值和实际值会出现一个较大的偏差（预测效果较差）。这体现在实际实验中就是卡顿频繁地出现在这个位置，尤其是在膝关节，其卡顿的时间和频率比髋关节更甚。但是总体而言，该实时步态识别系统在下肢外骨骼中能有效地工作，使用同侧肌电信号作为输入的效果更好。

6.5　本章小结

本章主要针对自行研制的下肢外骨骼原型，并进行基于肌电信号的步态相位识别膝关节和髋关节的角度预估实验，分别测试了健肢肌电信号的角度预估，即以健康的下肢肌电信号来控制残肢的下肢外骨骼；以及基于残肢肌电信号的关节预估（以穿戴下肢外骨骼的一边大腿肌电信号来控制下肢外骨骼）。实验证明控制方法有效，但是在连续控制方面偶尔会出现卡顿，需要继续深入研究。

第 7 章　总结与展望

7.1　主要研究工作

本书主要研究面向多人机差异场景的肌电步态识别影响研究，分别以负重差异、负重方式差异、速度差异为主要的研究点，以视频作为步态相位划分的依据，对肌电信号进行标注，分别采用 BP 神经网络、CNN 为主要分类模型进行步态相位识别分类，同时用 KNN 和 SVM 来处理相同的数据，与 BPNN、CNN 的分类结果进行对比，最后采用 SPSS 中的单变量多因素方差分析来进行数据分析。在此基础上，进行面向多人机差异场景的实时步态识别系统开发与助行下肢外骨骼原型研制，并通过实验进行验证。具体而言，主要的研究工作包括以下几个方面：

（1）通过文献研究和相关的理论学习，梳理并掌握了关于步态识别的相关理论，围绕肌电步态识别，进行相关的理论研究，了解下肢关节及自由度，根据步态周期内下肢肌肉的作用，优选目标肌肉，用于步态识别的肌电信号采集。结合肌电信号产生机制，为后继面向多人机差异的实时步态识别系统开发和在下肢外骨骼的拓展应用打下基础。

（2）通过实验，详细探索了负重差异和负重方式差异对步态识别的影响研究。由于临床环境中人机变量很多，本书选用比较常用的 3 个变量（负重差异、负重方式差异、速度差异）作为主要变量研究。在研究过程中选用重叠分析窗，根据肌电信号的时序性质，选用 EMS 和 iEMG 两种特征，并采用了 BPNN、SVM、KNN 等传统的分类方法进行分类，将分类结果用单变量多因素方差分析（univariate multivariate analysis of variance）来讨论负重、负重方式、速度等变量对步态识别的影响。

（3）通过实验，研究用 CNN 的自动特征提取来代替 RMS/iEMG 等手动特征提取（手动特征提取容易丢失特征，而自动特征提取不会）。本书在处理肌电信号的分类方面，尝试了将肌电信号转化成肌电图像，然后借助 CNN 在图像处理的优势及其不用丢失特征的自动特征提取方法，以此考察用 CNN 来处理稀疏肌电信号处理的可能。当下学术界内，CNN 被广泛用来处理图像问题，同时在处理高密度肌电信号的分类方面也有过人之处，但是在处理稀疏肌电方面，由于数据量不大而没有得到重视，本书通过尝试，证明只需将稀疏肌电信号进行图像化转化，CNN 同样有优秀的表现。

（4）研发以肌电信号为输入的实时步态识别系统，从实践的角度来探讨实现实时步态识别的方法。临床中，步态识别所面临的实时变量很多，在各种不同的环境下进行实时步态识别是必要的。因此，在开发该系统时，将实时环境中的人机差异归纳为 4 个方面，即：速度（3 km/h、5 km/h、7 km/h），负重（10％、20％、30％体重），负重方式［背包（backpack）、跨肩（cross-shoulder）、直肩（straight-shoulder）］，坡度（－15°、0°、15°）。系统中每种差异都可以自由组合成实时环境中的人机变量，以此进行实时步态相位识别。

（5）将实时步态识别系统拓展应用于下肢外骨骼中，并用压力信号和关节角度信号作为参考，来进行步态相位划分和角度预测的肌电信号标注。整体分为离线模型训练和在线实验两个环节，并以健肢肌电信号和残肢肌电信号两种方式来进行膝关节和髋关节的关节角度预测，以证明该系统在下肢外骨骼设备的有效性。

7.2 本书创新点

本书的创新点主要包括如下几个部分。

（1）研究人机差异对步态识别的影响：研究人机差异对步态识别的影响，提高基于肌电信号控制的下肢外骨骼的人机协作能力。从负重、负重方式、速度、坡度等几个方面，将实时环境中的典型人机差异进行有限量化，为研究临床环境中的无限变量提供参考方法。

（2）探索 CNN 处理稀疏肌电信号的方法。针对目前主流的 CNN 运用场景主要集中在图像处理以及高密度肌电信号等方面，而稀疏肌电信号却多用 RMS、iEMG 等人工提取，联合 BPNN、SVM 等传统分类方法进行。如何将 CNN 的自动特征提取运用到稀疏肌电信号分类中，从而避免 RMS 等人工特征提取中出现的特征丢失，是本书需要探讨的问题。因此，将稀疏肌电信号进行二维灰阶图像转化，然后用 CNN 的自动特征提取方法，用图像处理的方式来进行分类也是本书的大胆尝试。

（3）面向多人机差异场景的实时步态识别系统开发：灵活运用前述知识，进行实时步态识别系统研发是本书的又一个贡献。通过压力信号采集模块、肌电信号采集模块以及信号传输等硬件模块来实现信号的采集与传输。然后以压力信号（5％体重阈值）进行步态相位划分，以此进行肌电信号标注，再以标注好的肌电信号为 LSTM 模型的输入，进行模型训练，并以 MATLAB 为开发语言进行上位机程序编写和 App 界面开发，实现在速度、负重、负重方式、坡度 4 种人机差异的环境下进行实时步态识别检测。

（4）实时步态识别系统在肌电下肢外骨骼中的拓展应用：设计制作一套助行下肢外骨骼原型，以人体下肢肌肉的稀疏肌电信号为控制源，获取人体的步态相位和下肢髋关节和膝关节的关节角度预估，并将关节角度预估通过串口传输，并以此控制两个关节的直流电机，从而实现对下肢外骨骼原型的有效预测控制。

7.3 展望

本书在研究步态识别的基础上，对肌电信号也做了细致的讨论与把握，针对下肢外骨骼在实时环境中所面对的实时人机差异进行了深入的解析，并通过实验验证了负重、负重方式，以及速度等对步态识别的影响。在此基础上开发了实时步态识别系统和下肢外骨骼原型，并对步态相位、关节角度预测等进行了一些探索性的研究，但是这还不够，在未来，研究将从几个方面来进一步深入：

（1）通过模型优化，提高步态识别系统在人机差异环境中的鲁棒性。从当前研究来看，人机差异会显著影响步态识别率，从而影响基于肌电信号控制的下肢外骨骼的有效性与安全性，如果能通过模型优化、算法优化以及硬件等方面来提高下肢外骨骼的鲁棒性，那将有助于产品的商业开发和临床推广。

（2）优化被试，选用更接近下肢外骨骼的真实使用者作为被试者。在前面研究中，为了实验的方便，本书在选用被试者的时候选取了正常人和男性作为被试者，这样缺失了女性的数据，使研究不完整。同样，只采用健康人群作为被试者，不利于准确把握下肢外骨骼的真正使用者（腿部残疾者）的真正需求。

（3）更充分研究步态特征和人体的运动模式，探索新的模式识别方法，来更加准确识别步态相位，和更精准的关节角度预测，以此能更好地满足人机交互和协同的实时性需求。

（4）探索和步态相关的多种信号特征及其融合的方法，以此提高步态识别的准确率，进一步优化关节角度预测。

参考文献

[1] SANKAI Y. Hal: Hybrid Assistive Limb Based on Cyberbics [C] // Robotics The 13th International Symposium ISRR. Springer Berlin Heidelberg Research: 2011: 25 - 34.

[2] BERNHARDT M, FREY M, COLOMBO G, et al. Hybrid Force-position Conrol Yields Cooerrative Bebaviour of the Rehabilitation Robot Lokomate [C] // Proceeding of the 9th International Conference on the Rehabilitation Robotics. Chicago, IL, USA: IEEE, 2005: 536 - 539.

[3] JOHANSSON J L, SHERRILL D M, RILEY P O, et al. A clinical comparison of variable-damping and mechanically passive prosthetic knee devices [J]. American journal of physical medicine & rehabilitation, 2005, 84 (8): 563 - 575.

[4] MARCHAL-CRESPO L, REINKENSMEYER D J. Review of control strategies for robotic movement training after neurologic iniury [J]. Journal of Neuroengineering and Rehabilitation, 2009, 6 (1): 15.

[5] RIENER R, LUNENBURGER L, JEZERNIK S, et al. Patient-cooperative strategies for robot-aided treadmill training: first experimental results [J]. Neural systems and Rehabilitation Engineering, IEEE Transactions on, 2005, 13 (3): 380 - 394.

[6] 王梦蓉. 美国劳工统计局公布 2012 年美国工伤死亡情况 [J]. 现代

职业安全，2013 (11)：102 - 105.

[7] 桂仲成，吴建东. 全球机器人产业现状趋势研究及中国机器人产业发展预测 [J]. 东方电气评论，2014 (4)：4 - 10.

[8] 邓志东，程振波. 我国助老助残机器人产业与技术发展现状调研 [J]. 机器人技术与应用，2009 (2)：20 - 24.

[9] DILLINGHAM T R, PEZZIN L E, SHORE A D. Reamputation, mortality, and health care costs among persons with dysvascular lower-limb amputations [J]. Archives of physical medicine and rehabilitation，2005，86 (3)：480 - 486.

[10] 丁其川，熊安斌，赵新刚，等. 基于表面肌电的运动意图识别方法研究及应用综述 [J]. 自动化学报，2016，42 (1)：13 - 25.

[11] SCHEME E, FOUGNER A, STAVDAHL Ø, et al. Examining the adverse effects of limb position on pattern recognition based myoelectric control [C] //2010 Annual International Conference of the IEEE Engineering in Medicine and Biology. IEEE，2010：6337 - 6340.

[12] LEE S W, YI T, JUNG J W, et al. Design of a gait phase recognition system that can cope with EMG electrode location variation [J]. IEEE Transactions on Automation Science and Engineering，2017，14 (3)：1429 - 1439.

[13] LORRAIN T, JIANG N, FARINA D. Influence of the training set on the accuracy of surface EMG classification in dynamic contractions for the control of multifunction prostheses [J]. Journal of neuroengineering and rehabilitation，2011，8 (1)：25.

[14] YOUNG A J, HARGROVE L J, KUIKEN T A. Improving myoelectric pattern recognition robustness to electrode shift by changing interelectrode distance and electrode configuration [J]. IEEE Transactions on Biomedical Engineering，2012，59 (3)：645 - 652.

[15] 吴建宁，王珏. 基于支持向量机的步态分类方法 [J]. 测试技术学报，2006，20 (4)：299 – 303.

[16] JAMES J. LITTLE, JEFFREY E BOYD. Recognizing people by their gait：the shape of motion [J]. Videre：Journal of Computer Vision Research，1998，1 (2)：2 – 32.

[17] BALAZIA M，SOJKA P. You Are How You Walk：Uncooperative MoCap Gait Identification for Video Surveillance with Incomplete and Noisy Data [C] // International Joint Conference on Biometrics (IJCB). 2017.

[18] 周安艳，李海，尹运冬，等. 正常学龄前儿童步行时的动态足底压力特征 [J]. 中国组织工程研究，2006，10 (24)：55 – 57.

[19] 袁立伟. 帕金森患者的步态特征 [J]. 中国康复医学杂志，2010，25 (6)：586 – 588.

[20] SANKAI Y. Leading edge of cybernics：Robot suit hal [C] // 2006 SICE-ICASE International Joint Conference. IEEE，2006：1 – 2.

[21] VUKOBRATOVIC M，BOROVA B，SURLA D，et al. Scientific fundamentals of robotics 7：biped locomotion，dynamics，stability，control and application [M]. New York：Springer Verlag，1990.

[22] STRAUSSER K A，KAZEROONI H. The development and testing of a human machine interface for a mobile medical exoskeleton [C] //2011 IEEE/RSJ International Conference on Intelligent Robots and Systems. IEEE，2011：4911 – 4916.

[23] 衣淳植，郭浩，丁振，等. 下肢外骨骼研究进展及关节运动学解算综述 [J]. 智能系统学报，2018，13 (6)：18 – 28.

[24] BEN ABDELKADER C，CUTLER R，DAVIS L S. View-invariant Estimation of Height and Stride for GaitRecognition [C] // Biometric Authentication，International ECCV 2002 Workshop Co-

penhagen，Denmark，June 1，2002，Proceedings. Springer－Verlag，2002.

[25] JIA NING，SANCHEZ VICTOR，LI CHANG-TSUN. Learning optimised representations for view-invariant gait recognition ［C］// 2017 IEEE International Joint Conference on Biometrics (IJCB). 2017：774 - 780.

[26] 胡琼，秦磊，黄庆明. 基于视觉的人体动作识别综述 ［J］. 计算机学报，2013，36（12）：2512 - 2524.

[27] LIN C J，WANG L H，SU F C. Gait analysis of slope lateral walking：A preliminary study ［J］. Journal of Medical and Biological Engineering，2004，24 (4)：189 - 194.

[28] HANSEN A H，CHILDRESS D S，MEIER M R. A simple method for determination of gait events ［J］. Journal of Biomechanics，2002，35 (1)：135 - 138.

[29] GHOUSSAYNI S，STEVENS C，DURHAM S，et al. Assessment and validation of a simple automated method for the detection of gait events and intervals ［J］. Gait & Posture，2004，20 (3)：266 - 272.

[30] PAOLACATALFAMO，RUBÉN ACEVEDO，SALIM GHOUSSAYNI，et al. Comparison of kinematic and pressure measurement reference methods used in gait event detection ［J］. Footwear Science，2014，6 (3)：193 - 202.

[31] DE ROSSI S MM，LENZI T，VITIELLO N，et al. Development of an in-shoe pressure-sensitive device for gait analysis ［C］//2011 Annual International Conference of the IEEE Engineering in Medicine and Biology Society. IEEE，2011：5637 - 5640.

[32] GONZáLEZ IVáN，FONTECHA JESÚS，HERVáS RAMÓN，et al. An Ambulatory System for Gait Monitoring Based on Wireless

Sensorized Insoles [J]. Sensors，2015，15（7）：16 589 - 16 613.

[33] CATALFAMO P，MOSER D，GHOUSSAYNI S，et al. Detection of gait events using an F-Scan in-shoe pressure measurement system [J]. Gait and Posture，2008，28（3）：420 - 426.

[34] KONG K，TOMIZUKA M. Smooth and continuous human gait phase detection based on foot pressure patterns [C] //2008 IEEE International Conference on Robotics and Automation. IEEE，2008：3678 - 3683.

[35] SAVELERG H，DE LANGE A L H. Assessment of the Horizontal，Fore-aft component of the groud reaction force from insole pressure patterns by using artificial neural networks [J]. Clinical Bilmechanics，1999，14（8）：585 - 592.

[36] 王斐，张育中，闻时光. 步态识别在生物医学康复领域的研究进展 [J]. 中国科技论文在线，2011（2）：1 - 9.

[37] DJURIC M. Automatic recognition of gait phases from accelerations of leg segments [C] //2008 9th Symposium on Neural Network Applications in Electrical Engineering. IEEE，2008：121 - 124.

[38] IPI PAPPAS，T KELLER，S MANGOLD，et al. A reliable gyroscope-based gait-phase detection sensor embedded in a shoe insole [J]. IEEE Sensors Journal，2004，4（2）：268 - 274.

[39] WILIAMSON R，ANDREWS B J. Gait event detection for fes using accelerometers and supervised machine learning [J]. Rehabilitation Engineering，IEEE Transactions on，2000，8（3）：312 - 319.

[40] HANLON M，ANDERSON R. Real-time gait event detection using wearable sensors [J]. Gait & Posture，2009，30（4）：523 - 527.

[41] HELIOT R, PISARD-GIBOIET R, ESPIAU B, et al. Continuous Identification of Gait Phase for Robotics and Rehabilitation Using Microsensors [C] // Proceedings of the 12th International Conference on Advanced Robotics. Seatle, USA: IEEE, 2005: 686 – 691.

[42] VALENCA J, DIAS-DA-COSTA D, JULIO E, et al. Automatic Crack Monitoring Using Photogrammetry and Image Processing [J]. Measurement, 2013, 46 (1): 433 – 441.

[43] LOPEZ-MEYER P, FULK G D, SAZONOV E S. Automatic detection of temporal gait parameters in poststroke individuals [J]. IEEE Transactions on Information Technology in Biomedicine, 2011, 15 (4): 594 – 601.

[44] MARIANI B, ROUHANI H, CREVOISIER X, et al. Quantitative estimation of foot-flat and stance phase of gait using foot-worn inertial sensors [J]. Gait & posture, 2013, 37 (2): 229 – 234.

[45] NAM Y, KOO B, CICHOCKI A, et al. GOM-face: GKP, EOG, and EMG-based multimodal interface with application to humanoid robot control [J]. IEEE Transactions on Biomedical Engineering, 2014, 61 (2): 453 – 462.

[46] SANG W L, YI T, HAN J-S, et al. Walking phase recognition for people with lower limb disability [M] // Proceedings of the 2007 IEEE 10th International Conference on Rehabilitation Robotics. Noordwijk, The Netherlands, 2007: 60 – 67.

[47] FRIGO C, CRENNA P. Multichannel SEMG in clinical gait analysis: a review and state-of-the-art [J]. Clinical Biomechanics, 2009, 24 (3): 236 – 245.

[48] NAIK G R, KUMAR D K, JAYADEVA. Twin SVM for gesture classification using the surface electromyogram [J]. IEEE Trans-

actions on Information Technology in Biomedicine，2010，14（2）：301 - 308.

[49] AUNG Y M，AL-JUMAILY A. Estimation of upper limb joint angle using surface EMG signal [J]. International Journal of Advanced Robotic Systems，2013，10 (10)：369.

[50] OSKOEI M A，HU H. Myoelectric control systems：a survey [J]. Biomedical signal processing and control，2007，2 (4)：275 - 294.

[51] JOSHI C D，LAHIRI U，THAKOR N V. Classification of gait phases from lower limb EMG：application to exoskeleton orthosis [M] // Proceedings of the 2013 IEEE Point-of-Care Healthcare Technologies (PHT)，Bangalore，India，2013：228 - 231.

[52] LI Y，GAO F，CHEN H，et al. Gait recognition based on EMG with different individuals and sample sizes [C] //2016 35th Chinese Control Conference (CCC). IEEE，2016：4068 - 4072.

[53] PENG Y，CHEN L，GUO X，et al. Artificial lower limb with myoelectrical controlbased on support vector machine [C] //2006 6th World Congress on Intelligent Control and Automation. IEEE，2006，2：21 - 23

[54] WU J，WU Q，SUN S. Research on classification algorithm of reduced support vector machine for low limb movement recognition [J]. Zhongguo Jixie Gongcheng (China Mechanical Engineering)，2011，22 (4)：433 - 438.

[55] HUANG H，KUIKEN T A，LIPSCHUTZ R D. A strategy for identifying locomotion modes using surface electromyography [J]. IEEE Transactions on Biomedical Engineering，2009，56 (1)：65 - 73.

[56] ARTEMIADIS P K，KYRIAKOPOULOS K J. An EMG-based ro-

bot control scheme robust to time-varying EMG signal features [J]. IEEE Transactions on Information Technology in Biomedicine, 2010, 14 (3): 582 – 588.

[57] AKHTARUZZAMAN M D, SHAFIE A A, KHAN M R. Gait analysis: systems, technologies, and importance [J]. Journal of Mechanics in Medicine and Biology, 2016, 16 (7): 1630003.

[58] DAVID LEVINE, JIM RICHARDS, MICHAEL W. Whittle. Whittle's Gait Analysis [M]. London, United Kingdom: Elsevier Health Sciences, 2012: 24 – 27.

[59] DE ROSSI S M M, CREA S, DONATI M, et al. Gait segmentation using bipedal foot pressure patterns [C] //2012 4th IEEE RAS & EMBS International Conference on Biomedical Robotics and Biomechatronics (BioRob). IEEE, 2012: 361 – 366.

[60] ZHU W H. Virtual Decomposition Control Toward Hyper Degrees of Freedom Robots [C]. Springer Science & Business Media, 2010: 251 – 356.

[61] AKHTARUZZAMAN M, SHAFIE A A. Joint demeanors of an anthropomorphic robot in designing the novel walking gait [C] // 2011 8th International Conference on Ubiquitous Robots and Ambient Intelligence (URAI). IEEE, 2011: 563 – 567.

[62] PEREIRA A F, SILVA M T, MARTINS J M, et al. Development of a hill-type muscle model with fatigue for the calculation of the redundant muscle forces using multibody dynamics [D]. Master Thesis, Engenharia Biom edica, Instituto Superior Technico, Universidade Tecnica de Lisboa, 2009.

[63] HOLLR K W, SUGAR T G. Powered human gait assistance [J]. Rehabilitation Robotics, 2007: 203 – 219.

[64] SOUIT C, MALGUEIRO L L, CORTEZ JR M P, et al. Design of

a knee ankle robotic exoskeleton to induce perturbations during gait ［C］//22nd Int Congress of Mechanical Engineering（COBEM），Ribeirão Preto，SP，Brazil．2013：9426-9436．

［65］TAO W，LIU T，ZHENG R，et al．Gait analysis using wearable sensors ［J］．Sensors，2012，12（2）：2255-2283．

［66］勾庆华．长拳难度动作训练科学化研究 ［J］．武术研究，2017（6）：62-64．

［67］WHITTAKER E T，A history of the theories ofaether and electricity ［M］．Vol 1，Nelson，London，1951：67-71．

［68］BRESADOLA M．Carlo Matteucci and the legacy of Luigi Galvani ［J］．Archives Italiennes de Biologie，2011，149（Supplement）：3-9．

［69］PEARCE J M S．Emil Heinrich DuBois-Reymond（1818-1896）［J］．Journal of Neurology，Neurosurgery & Psychiatry，2001，71（5）：620-620．

［70］宋小瑛．基于模式识别方法的仿生灵巧手肌电控制系统设计及仿真 ［D］．衡阳：南华大学，2015．

［71］KONRAD P．"the anc of emg" A Practical Introduction to Kinesiological Electromyography ［J］．Noraxon INC，2005：30-35．

［72］张瑞红，王人成，金德闻，等．人体下肢假肢表面肌电信号的检测与分析 ［J］．清华大学学报（自然科学版），2000，40（8）：73-76．

［73］孙欣．基于表面肌电信号定量辨识的上肢康复机器人运动控制 ［D］．哈尔滨：哈尔滨工业大学，2010．

［74］许栋岳，李克勇．肌电信号的特征分析方法及其应 ［J］．现代生物医学进展，2010，10（13）：2593-2596．

［75］李卓．表面肌电的信号分析及应用 ［J］．中国医学理论与实践，2006（2）：153-155．

［76］INBAR G F，PAISS O，ALLIN J，et al．Monitoring surface EMG

spectral changes by the zero crossing rate [J]. Medical and Biological Engineering and Computing, 1986, 24 (1): 10 – 18.

[77] 王卫星. 面向运动意图识别的上肢外骨骼生物电信号控制研究 [D]. 浙江大学, 2017.

[78] 吴冬梅, 孙欣, 张志成, 等. 表面肌电信号的分析和特征提取 [J]. 中国组织工程研究, 2010, 14 (43): 8073 – 8076.

[79] 加玉涛, 罗志增. 肌电信号特征提取方法综述 [J]. 电子器件, 2007, 30 (1): 326 – 330.

[80] 姜亚斌, 邹任玲, 刘建. 表面肌电信号的肌肉疲劳判别研究进展 [J]. 生物信息学, 2017 (2): 120 – 126.

[81] AL-TIMEMY A H, BUGMANN G, ESCUDERO J, et al. A preliminary investigation of the effect of force variation for myoelectric control of hand prosthesis [C] //2013 35th Annual International Conference of the IEEE Engineering in Medicine and Biology Society (EMBC). IEEE, 2013: 5758 – 5761.

[82] ERIK S, KEVIN E. Electromyogram pattern recognition for control of powered upper-limb prostheses: state of the art and challenges for clinical use [J]. Journal of Rehabilitation Research & Development, 2011, 48 (6), 643 – 659.

[83] TANG Z, YU H, CANG S. Impact of load variation on joint angle estimation from surface EMG signals [J]. IEEE Transactions on Neural Systems and Rehabilitation Engineering, 2015, 24 (12): 1342 – 1350.

[84] HE H, KIGUCHI K. A study on EMG-based control of exoskeleton robots for human lower-limb motion assist [C] // 2007 6th International Special Topic Conference on Information Technology Applications in Biomedicine. IEEE, 2007: 292 – 295.

[85] TANG Z, SUN S, WANG J, et al. An ergonomics evaluation of

the vibration backpack harness system in walking [J]. International Journal of Industrial Ergonomics，2014，44（5）：753－760.

[86] DE LUCA C J. The use of surface electromyography in biomechanics [J]. Journal of applied biomechanics，1997，13（2）：135－163.

[87] CHARTERIS J. Comparison of the effects of backpack loading and of walking speed on foot-floor contact patterns [J]. Ergonomics，1998，41（12）：1792－1809.

[88] DAHL K D, WANG H, POPP J K，et al. Load distribution and postural changes in young adults when wearing a traditional backpack versus theBackTpack [J]. Gait & posture，2016，45：90－96.

[89] PASCOE D D，PASCOE D E，WANG Y T，et al. Influence of carrying book bags on gait cycle and posture of youths [J]. Ergonomics，1997，40（6）：631－640.

[90] 任杰. 基于小波变换的表面肌电信号去噪方法 [J]. 科技信息，2011（27）：50－51.

[91] MALLAT S. A Wavelet Tour of Signal Processing [M]. SanDiego，CA：Academic Press，1999：121－140.

[92] 靳嘉奉，刘建锋，李向东. 基于 sym8 小波寻北系统去噪研究 [J]. 测试技术学报，2014，28（2）：180－184.

[93] 王美茜，刘振泽，尹苍穹，等. 基于小波变换改进的上肢肌电信号降噪分析 [J]. 控制工程，2015（S1）：8－12.

[94] GHOUSSAYNI S，STEVENS C，DURHAM S，et al. Assessment and validation of a simple automated method for the detection of gait events and intervals [J]. Gait & Posture，2004，20（3）：266－272.

[95] MENG M，LUO Z，SHE Q，et al. Automatic recognition of gait mode from EMG signals of lower limb [C] //2010 The 2nd Inter-

national Conference on Industrial Mechatronics and Automation.
IEEE, 2010, 1: 282 - 285.

[96] 张坤. 表面肌电信号识别和分类的研究 [D]. 上海: 上海交通大学, 2006.

[97] HUDGINS B, PARKER P, SCOTT R N. A new strategy for multifunction myoelectric control [J]. IEEE Transactions on Biomedical Engineering, 1993, 40 (1): 82 - 94.

[98] PHINYOMARK A, PHUKPATTARANONT P, LIMSAKUL C.
Feature reduction and selection for EMG signal classification [J].
Expert systems with applications, 2012, 39 (8): 7420 - 7431.

[99] VEER K, SHARMA T. A novel feature extraction for robust EMG pattern recognition [J]. Journal of medical engineering & technology, 2016, 40 (4): 149 - 154.

[100] OSKOEI M A, HU H. Support vector machine-based classification scheme for myoelectric control applied to upper limb [J].
IEEE transactions on biomedical engineering, 2008, 55 (8): 1956 - 1965.

[101] ALKAN A, GÜNAY M. Identification of EMG signals using discriminant analysis and SVM classifier [J]. Expert Systems with Applications, 2012, 39 (1): 44 - 47.

[102] KIM K S, CHOI HH, MOON C S, et al. Comparison of k-nearest neighbor, quadratic discriminant and linear discriminant analysis in classification of electromyogram signals based on the wrist-motion directions [J]. Current applied physics, 2011, 11 (3): 740 - 745.

[103] HONG Y, LI J X, FONG D T P. Effect of prolonged walking with backpack loads on trunk muscle activity and fatigue in children [J]. Journal of Electromyography and Kinesiology, 2008,

18 (6): 990 - 996.

[104] GRANATA K P, LOCKHART T E. Dynamic stability differences in fall-prone and healthy adults [J]. Journal of Electromyography and Kinesiology, 2008, 18 (2): 172 - 178.

[105] VIEIRA M F, LEHNEN G C, NOLL M, et al. Use of a backpack alters gait initiation of high school students [J]. Journal of Electromyography and Kinesiology, 2016, 28: 82 - 89.

[106] CATALFAMO P, ACEVEDO R, GHOUSSAYNI S, et al. Comparison of kinematic and pressure measurement reference methods used in gait event detection [J]. Footwear Science, 2014, 6 (3): 193 - 202.

[107] GABEL R H, BRAND R A. The effects of signal conditioning on the statistical analyses of gait EMG [J]. Electroencephalography and Clinical Neurophysiology/Evoked Potentials Section, 1994, 93 (3): 188 - 201.

[108] KADABA M P, RAMAKRISHNAN H K, WOOTTEN M E, et al. Repeatability of kinematic, kinetic, and electromyographic data in normal adult gait [J]. Journal of Orthopaedic Research, 1989, 7 (6): 849 - 860.

[109] DINARDO F, MENGARELLI A, MARANESI E, et al. Gender differences in the myoelectric activity of lower limb muscles in young healthy subjects during walking [J]. Biomedical Signal Processing and Control, 2015, 19: 14 - 22.

[110] TANG Z, ZHANG K, SUN S, et al. An upper-limb power-assist exoskeleton using proportional myoelectric control [J]. Sensors, 2014, 14 (4): 6677 - 6694.

[111] DEN OTTER A R, GEURTS A C H, MULDER T, et al. Speed related changes in muscle activity from normal to very slow walk-

ing speeds [J]. Gait & posture, 2004, 19 (3): 270 – 278.

[112] CHIU M C, WANG M J. The effect of gait speed and gender on perceived exertion, muscle activity, joint motion of lower extremity, ground reaction force and heart rate during normal walking [J]. Gait & posture, 2007, 25 (3): 385 – 392.

[113] MENGARELLI A, MARANESI E, BURATTINI L, et al. Co-contraction activity of ankle muscles during walking: a gender comparison [J]. Biomedical Signal Processing and Control, 2017, 33: 1 – 9.

[114] CHUNG M J, WANG M JJ. The change of gait parameters during walking at different percentage of preferred walking speed for healthy adults aged 20—60 years [J]. Gait & posture, 2010, 31 (1): 131 – 135.

[115] DINARDO F, LAUREATI G, STRAZZA A, et al. Is child walking conditioned by gender? Surface EMG patterns in female and male children [J]. Gait & posture, 2017, 53: 254 – 259.

[116] ABARAOGU U O, UGWA W O, ONWUKA E, et al. Effect of single and double backpack strap loading on gait and perceived exertion of young adults [J]. Journal of back and musculoskeletal rehabilitation, 2016, 29 (1): 109 – 115.

[117] PARK K H, LEE S W. Movement intention decoding based on deep learning for multiuser myoelectric interfaces [C] //2016 4th International Winter Conference on Brain-Computer Interface (BCI). IEEE, 2016: 1 – 2.

[118] SERMANET P, KAVUKCUOGLU K, CHINTALA S, et al. Pedestrian detection with unsupervised multi-stage feature learning [C] //Proceedings of the IEEE Conference on Computer Vision and Pattern Recognition. 2013: 3626 – 3633.

[119] HE K, ZHANG X, REN S, et al. Deep residual learning for image recognition [C] //Proceedings of the IEEE conference on computer vision and pattern recognition. 2016: 770 – 778.

[120] HINTON G, DENG L, YU D, et al. Deep neural networks for acoustic modeling in speech recognition: the shared views of four research groups [J]. IEEE Signal Processing Magazine, 2012, 29 (6): 82 – 97.

[121] ATZORI M, COGNOLATO M, MÜLLER H. Deep learning with convolutional neural networks applied to electromyography data: a resource for the classification of movements for prosthetic hands [J]. Frontiers in neurorobotics, 2016, 10: 9.

[122] ROJAS-MARTÍNEZ M, MAÑANAS M A, ALONSO J F. High-density surface EMG maps from upper-arm and forearm muscles [J]. Journal of neuroengineering and rehabilitation, 2012, 9 (1): 85.

[123] ROJAS-MARTÍNEZ M, MAÑANAS M A, ALONSO J F, et al. Identification of isometric contractions based on High Density EMG maps [J]. Journal of electromyography and kinesiology, 2013, 23 (1): 33 – 42.

[124] TTRAUE H C, KESSLER M, CRAM J R. Surface EMG topography and pain distribution in pre-chronic back [J]. International Journal of Psychosomatics, 1992, 39: 18 – 27.

[125] HU Y, MAK J N, LUK K. Application of surface EMG topography in low back pain rehabilitation assessment// International IEEE/EMBS Conference on Neural Engineering, IEEE, 2007: 557 – 560.

[126] GENG W, DU Y, JIN W, et al. Gesture recognition by instantaneous surface EMG images [J]. Scientific reports, 2016, 6:

36571.

[127] DU Y, JIN W, WEI W, et al. Surface EMG-based inter-session gesture recognition enhanced by deep domain adaptation [J]. Sensors, 2017, 17 (3): 458.

[128] SERMANET P, EIGEN D, ZHANG X, et al. Overfeat: integrated recognition, localization and detection using convolutional networks [J]. arXiv preprint arXiv: 1312. 6229, 2013.

[129] TANG Z, SUN S, WANG J, et al. An ergonomics evaluation of the vibration backpack harness system in walking [J]. Int. J. Ind. Ergonom, 2014, 44, 753-760.

[130] TANG Z, LI C, SUN S. Single-trial EEG classification of motor imagery using deep convolutional neural networks [J]. Optik-International Journal for Light and Electron Optics, 2017, 130: 11-18.

[131] 唐智川, 张克俊, 李超, 等. 基于深度卷积神经网络的运动想象分类及其在脑控外骨骼中的应用 [J]. 计算机学报, 2017 (6): 1367-1378.

[132] Y A LECUN, L BOTTOU, G B ORR, et al. Neural Networks: Tricks of the Trade [M]. Springer, 2012: 9-48.

[133] CECOTTI H, GRA SER A. Convolutional neural networks for P300detection with application to brain-computer interfaces [J]. IEEE Transactions on Patern Analysis and Machine Inteligence, 2011, 33 (3): 433-445.

[134] ROSE J D, MENDEL E, MARRAS W S. Carrying and spine loading [J]. Ergonomics, 2013, 56 (11): 1722-1732.

[135] MALHOTRA M S, GUPTA J S. Carrying of school bags by children [J]. Ergonomics, 1965, 8 (1): 55-60.

[136] PAU M, PAU M. Postural sway modifications induced by back-

pack carriage in primary school children: a case study in Italy [J]. Ergonomics, 2010, 53 (7): 872-881.

[137] KUO C Y, LIN W H. The Effects of schoolbag style on muscle activation in lower extremities during level walking and hill walking in primary school students [C] //6th World Congress of Biomechanics (WCB 2010). August 1-6, 2010 Singapore. Springer, Berlin, Heidelberg, 2010: 317-319.

[138] 宣伯凯, 刘作军, 陈玲玲, 等. 膝上型假肢的运动意图识别与控制 [J]. 东南大学学报（自然科学版）, 2017 (6): 32-41.

[139] 钱岳, 丁效, 刘挺, 等. 聊天机器人中用户出行消费意图识别方法 [J]. 中国科学: 信息科学, 2017 (8): 49-59.

[140] MAQBOOL H F, HUSMAN M A B, AWAD M I, et al. Real-time gait event detection for lower limb amputees using a single wearable sensor [C] //2016 38th Annual International Conference of the IEEE Engineering in Medicine and Biology Society (EMBC). IEEE, 2016: 5067-5070.

[141] DING L, TONG X, YU L. Quantitative method for gait pattern detection based on fiber Bragg grating sensors [J]. Journal of biomedical optics, 2017, 22 (3): 037005.

[142] RYU J, KIM D H. Real-time gait subphase detection using an EMG signal graph matching (ESGM) algorithm based on EMG signals [J]. Expert Systems with Applications, 2017, 85: 357-365.

[143] WANG P, MCGREGOR, LIM, et al. Rehabilitation control strategies for a gait robot via EMG evaluation [C] // IEEE International Conference on Rehabilitation Robotics. IEEE, 2009.